Ernst Crameri

Der Horror
Eingewachsene Zehennägel

Woher kommen eingewachsene Nägel

Was können Sie dagegen tun

Wertvolle Tipps aus der Praxis

Mein aufrichtiger Dank gilt

Gisela Nehrbaß
Ohne ihre Beteiligung und Motivation,
wäre dieses Buch nicht entstanden

Steffen Bilawni
Für die Satz- und Covergestaltung

Bibliografische Information der Deutschen Nationalbibliothek
Die Deutsche Nationalbibliothek verzeichnet diese Publikation
in der Deutschen Nationalbibliografie; detaillierte bibliografische Daten sind im
Internet über http://dnb.d-nb.de abrufbar.

© 2010 Ernst Crameri
Crameri-Naturkosmetik GmbH Beauty&Wellness

ISBN: 978-3-86689-003-9

Inhaltsverzeichnis

Vorwort 8
Meine Odyssee 10
Die Füße sind wie die Wurzeln eines Baumes 18
Barfußlaufen, die absolute Freiheit für Ihre Füße 19
Was haben Sie für ein Problem 21
Bilanz ziehen 23
Vollkaskomentalität herrscht vor 25
Lassen Sie uns gemeinsam Ihren Körper checken 27
Wo finde ich kompetente Hilfe 30
Sie haben Ihre Gesundheit nur einmal 32
Sie müssen Vertrauen haben 34
Lassen Sie sich nichts bieten 35
Ihre Erfolgsformel 37
Ihr Schicksal 39
Das Wichtigste sind die Ziele 41
Klare, konkrete, messbare und unmissverständliche Ziele 46
Nach den Zielen folgt die Planung 48
Nach der Planung folgt das Tun 50
Schluss mit dem Perfektionismus 53
Learning by doing ist die Devise 55
Nach dem Tun folgt die Kontrolle 57
Wenn das so einfach wäre 61
Von nichts kommt nichts 64
Gib niemals auf 66
Wissen Sie, wie man Erfolg buchstabiert 68
Durchhaltevermögen lautet die Devise 71
Wie sollte das Leben der Füße aussehen 73

Barfußlaufen über Stock und Stein 76
Ihr Maßnahmenkatalog für fitte und gesunde Füße 78
Massage für Ihre Füße 80
Die Gymnastik 84
Die Bäder 86
Füße hochlegen 87
Ich kann mir das nicht leisten 89
Ich bin zu alt 92
Das Schuhwerk 94
Was ist nun zu tun 96
Die verschiedensten Operationen 98
Die Strümpfe 100
Eltern tragen Verantwortung für die Füße ihrer Kinder 102
Dumm sein ist nicht schlimm – aber dumm bleiben 104
Wir können nicht gegen die Naturgesetze verstoßen 106
Die selbst bestimmte Erfolgsformel 108
Jeder ist der Schmied seiner Gesundheit 110
Abschlusswort 111
Ein kleiner Auszug aus unseren Werken 113

Vorwort

Sinn dieses Buches

Liebe Leser,

herzlich willkommen und zugleich ein großes Dankeschön, dass Sie dieses Buch gekauft haben. In erster Linie für sich selbst, um dem leidigen Thema der eingewachsenen Zehennägel endlich ein Ende zu bereiten. Es ist alles andere als lustig, mit diesem Problem behaftet zu sein, da Schmerzen und Pein einem das Leben unendlich schwer machen können.

Für mich, der ich auch Leidtragender war, ist es eine große Freude, dieses Buch für Sie schreiben zu dürfen. Lange habe ich mir überlegt, ob ich über dieses Thema berichten soll, es überhaupt jemanden interessiert. War mir da tatsächlich viele Jahre, um nicht zu sagen fast 30 Jahre unsicher. Aus der heutigen Sicht sehr schade, dass ich mich nicht früher entschlossen habe, über dieses hoch brisante Thema zu berichten.

Wie es aber oft ist, ich hatte den Gedanken, habe mit einigen Leuten darüber gesprochen und diese meinten „Das bringt doch nichts. Was haben die Menschen davon, wenn du von dir erzählst. Das interessiert niemanden!" Ich bin mir sicher, dass Sie solche Situationen zur Genüge kennen. Sie haben eine Idee, sind von ihr begeistert und machen den Fehler, sich mit anderen darüber zu unterhalten. Da fast 98% der Leute Nelei-Menschen sind, das heißt, eine negative Lebenseinstellung ihr eigen nennen, kann es nur zu einem vernichtenden Resultat kommen. So habe ich das gemacht, was viele Menschen auf dieser Erde tun, eine gute Idee begraben. In all den Jahren hat mich der Gedanke nie losgelassen. Immer wieder bin ich Menschen begegnet, die genau dieses Problem hatten und nicht wussten, wie sie es lösen sollen. Gerne habe ich bereitwillig Auskunft gegeben, nur meist war es schon zu spät.

Aus meiner langjährigen Praxis zu sehen, wie vielen Menschen man auf einfache Art und Weise, mit einer sogenannten Nagel-Korrektur-Spange helfen kann. Faszinierend, denn das was bei der Zahnmedizin Standard ist, gibt es auch bei der Fußpflege.

Ich wünsche mir, dass dieses Buch Ihnen helfen möge, sich viele leidvolle Erfahrungen schenken zu können. Dass Sie Ihre Fußproblematik in die eigenen Hände nehmen und eine große Meisterleistung für Ihre Füße machen. Genauso wünsche ich mir von Herzen, dass Sie diese Möglichkeit der Hilfe, in die Welt hinaustragen, um anderen Menschen zu helfen.

In diesem Sinne, auf eine schmerzfreie und gesunde Fußzeit.

Herzlichst Ihr

Ernst Crameri

Meine Odyssee

Wann ist man in seinem Leben richtig gut und kann eine super Meisterleistung erbringen? Doch nur dann, wenn man die Dinge selbst erleben durfte, mit allem, was dazugehört. Oft geht dies leider nur übers Leid, denn bis wir Menschen manchmal zur Vernunft gelangen, dauert es sehr lange. Dabei haben wir die Wahl „Freiwillig oder über den Schmerz!" Da wir relativ einfach gestrickt sind, versuchen wir uns so lange wie überhaupt möglich, durchzumogeln.

Dann kommt der Schmerz und das Geschrei ist immens. Wir können es häufig nicht verstehen, dass es gerade uns erwischen musste, wo wir doch niemandem etwas zuleide getan haben. Außer natürlich uns selbst. In dem wir alles andere, als lieb mit unseren Füßen umgegangen sind. Lesen Sie meine Geschichte. Ich bin mir sicher, dass sich der eine oder andere erkennt. Denn die Dinge wiederholen sich häufig im Leben.

Mutter schnitt die Nägel herunter
Für meine liebe Mutter war es wichtig, dass die Nägel schön heruntergeschnitten werden, damit sie nicht einwachsen können. Das kennt man durch viele Überlieferungen. Es wird nicht nachgefragt, ob das richtig sein könnte. Das spielt in diesem Moment keine Rolle. Man hat sein innerliches Bild, dass Nägel weniger einwachsen, wenn man diese seitlich tief ausschneidet. Dieses Wissen basiert auf Erfahrungen, die man zugetragen bekommen hat und teilweise aus dem selbst Erlebten. Nun denn, meine Mutter gehört hier voll und ganz dazu, letztlich sehr zum Leidwesen meiner armen, geplagten Füße.

Zu enge Cowboy-Stiefel

Was meine Mutter mit Nägel schneiden und teilweise zu kleinen Schuhen nicht fertiggebracht hat, vollendete ich. Wenn ich sie heute frage, ist sie nicht gerade amüsiert darüber und meint alles richtig gemacht zu haben. Folglich kann ich höchstens davon ausgehen, dass dem so gewesen sein muss. Ich weiß nur, was ich dann gemacht habe. Zu meiner Zeit waren Cowboystiefel das Feinste, was man als junger Mann überhaupt tragen konnte. Je spitzer, desto besser! Welch ein Drama und eine Qual für meine Füße. Die haben unendlich gelitten und ich habe es damals leider nicht begriffen, dass diese schlimmen Schmerzen von meinem Schuhwerk kamen und es nichts mit meinen Füßen zu tun hatte.

Brennende Füße

Es begann mit brennenden Füßen. Manchmal konnte ich kaum laufen. Furchtbare Schmerzen quälten mich. Ich ging regelmäßig zum Schuhmacher, um die Stiefel weiten zu lassen. Was das gekostet hat. Ich sehe heute noch das Grinsen des älteren Schuhmachers „Ach, du schon wieder. Was hast du heute für Schuhe dabei?" Er hätte mich wegschicken müssen, aufklären, dass man so seine Füße kaputt macht.

Die Schuhverkäufer

Auch da bin ich öfters, in meiner großen Qual hinmarschiert. Die klare Ansage war „Das dauert, ihr Fuß muss sich zuerst daran gewöhnen. Der Schuh wird sich anpassen!" Im Nachhinein weiß ich natürlich, was das für ein Unsinn war und ist. Der Schuh wird sich anpassen, klar doch. Meine Füße haben sich angepasst. Das sehe ich heute, leicht deformierte Zehen. Zum guten Glück hatte ich noch rechtzeitig die Kurve bekommen.

Hausmittelchen

Nachdem die Füße nach wie vor brannten und schmerzten, suchte ich nach anderen Lösungen. So erhielt ich ab und an heiße Tipps, mit denen es besser gehen sollte. Einer davon war, die Schuhe permanent, wenn ich sie nicht trage, mit einem Schuhspanner zu versehen. Das tat ich fortan regelmäßig. Nächster Trick, in die Stiefel pinkeln! Das fiel mir sehr schwer. Ich konnte doch nicht in meine Stiefel urinieren. Diese Vorstellung war für mich total absurd. Was macht jedoch ein gequälter Mensch nicht alles? Also nahm ich eines Tages meine ältesten Stiefel, meine Sammlung war inzwischen auf über 50 Stück gewachsen. Völlig verrückt, wenn ich zurückblicke. Ich probierte es und hatte tatsächlich das Gefühl, dass es ein wenig besser ist. Dies hielt jedoch nicht lange an. Ich hatte nach kurzer Zeit nach wie vor Fußschmerzen und der Gedanke, dass die Stiefel voller Urin sind, war nicht angenehm.

Jedes Weggehen wurde zur Qual
Ich bin damals gerne ausgegangen. Unterwegs zu sein, um ein schönes Mädchen zu erobern, hatte etwas. Wenn nur nicht diese Fußschmerzen, dieses super Gefühl oft eingeschränkt hätten. Dennoch musste es sein, denn schicke Stiefel, mittlerweile waren noch andere hinzugekommen, das war es. Im Nachhinein das erste und letzte Mal, dass ich mich so intensiv um meine Schuhe gekümmert habe. Dazu meinte meine Mutter „Wenn du dich nur um alles so kümmern würdest, wie um deine Schuhe!"

Plötzlich fing meine große Zehe an wehzutun
Die brennenden, stechenden Schmerzen, die ich aufgrund der sich verändernden Fußstatistik bisher erlebt habe, waren harmlos gegen das, was nun hinzukam. Die große Zehe schmerzte immer stärker. Sie entzündete sich und pochte intensiv. Beim Schneiden kam Eiter, und danach war es wieder einige Wochen gut. Jedes Mal in der Hoffnung, es endlich gepackt zu haben. Doch es kam schlimmer als zuvor.

Die große Zehe entzündete sich immer häufiger
Die Abstände wurden kürzer und kürzer. Es war eine Qual, mich in die Stiefel hineinzuwängen, einfach unangenehm. Aber auch ohne Schuhe verspürte ich mittlerweile große Schmerzen. Mir blieb oft nichts anderes übrig, als mit Sandalen zu laufen. Im Sommer war dies kein Problem, jedoch im Winter.

Im Körper breitete sich die Entzündung aus
Ich fühlte mich richtig krank, erkannte aber erst später die Zusammenhänge, dass eine Entzündung den gesamten Körper entsprechend belastet. Mein Unwohlsein bekam viele Schuldige, das Wetter, zu wenig Schlaf, beruflicher Stress, Partnerschaftssorgen, um einiges zu nennen. Dass dieser Zustand von der entzündeten Zehe herrührte, war mir damals noch nicht bewusst.

Mich selbst verarzten, war der nächste Schritt
Meine Mutter bekam das selbstverständlich mit und meinte, Kamillenbäder helfen bei dieser Entzündung. Diese haben kurze Zeit Linderung verschafft, genauso wie Wundsalben. Danach wieder ein Stück des Nagels herausschneiden. Dadurch nahm das Elend weiter seinen Lauf. Ich war außerstande, meinen Füßen endlich Freiheit zu gönnen. Das war für mich ein Ding der Unmöglichkeit. Ich ohne meine geliebten Stiefel, undenkbar.

Der Gang zum Hausarzt
Als es heftiger wurde, die Zehe sich zusehends verdickte, bekam ich es mit der Angst zu tun. Das wilde Fleisch, welches sich gebildet hatte, war alles andere als besonders lustig. Als Erstes bekam ich eine Standpauke, wieso ich so dumm sein kann, solange zu warten. Er streifte sich Handschuhe über und schaute sich meine Zehe an. Da müssen wir sofort operieren! Um Gottes willen, operieren, der Mann ist verrückt. Ich lasse mich nie und nimmer operieren, da bin ich ein zu großer Angsthase. Nein und nochmals

nein! Nun denn, dann spülen wir das Ganze. Ich bekam eine stark entzündungshemmende Salbe als Wundermittel.

Es wurde tatsächlich besser
Ich war überglücklich, denn es hatte sich alles normalisiert. Also, doch keine Operation. Zum guten Glück war ich so klug und clever. Einige Wochen durfte ich in der Normalität leben. Doch der Schein trog in der Tat. Es dauerte nicht lange, da ging das Spiel von vorne los. Eine Entzündung nach der anderen, selbst verarzten, bis wieder nichts mehr ging.

Ich wollte nicht mehr zu dem Arzt gehen
Doch die Schmerzen waren dermaßen unerträglich, dass ich mich dazu entschied. Der Arzt konnte sich ein Grinsen nicht verkneifen. Wunderbar und dazu seine Bemerkung, dass wir sofort operieren werden. „Nichts werden wir, Herr Doktor und schon gar nicht operieren!" Wieso Ärzte immer operieren wollen? „Doch, das muss jetzt sein!" meinte er. „Ich gebe dir eine Spritze und dann ziehen wir den Nagel." „Hilfe, eine Spritze und den Nagel ziehen!" Nein, das ist ja noch schlimmer, als beim Zahnarzt. Ich ergriff die Flucht und er meinte beim Gehen "Wir sehen uns wieder!" Ganz bestimmt nicht.

Standpauke von meiner Mutter
Meine Mutter wollte genau wissen, wie es gewesen ist. „Nichts, liebe Mutter" antwortete ich. Da meinte sie, wie man so dumm sein kann! Langsam liebe Frau Mutter, das sind immer noch meine Füße. Mit denen kann ich machen, was ich will. Ich bin dann zu meinem Freund gegangen. Der merkte, dass es mir nicht gut ging. Ich erzählte ihm von meiner Misere und er meinte, dass er gehört hat, wie der Vater seiner Freundin, wegen diesem Problem bei einem Chirurgen gewesen ist und der hätte ihm geholfen.

Der Weg zum Chirurgen
Frohen Mutes habe ich mich auf den Weg gemacht. In freudiger Erwartung, dass man mir endlich dauerhaft hilft. Der Herr Doktor war nett. Aber dann entpuppte er sich genauso wie mein Hausarzt, als Operateur. Das hätte ich wirklich vorher wissen können. Aber ich war wieder einmal zu naiv. Was macht ein Chirurg? Was wohl? Na klar doch, operieren!

Aufgezeichnete Möglichkeiten
Er erklärte mir in aller Ruhe, was es für Möglichkeiten gibt. Nagel ziehen, seitlich herausschneiden, Nagelbett verengen, Nagel gänzlich eliminieren und die Zehe einklappen. Wunderbar und was hätten wir sonst noch für Alternativen? „Überhaupt keine" war seine Antwort. „Es ist das Einzige, was hilft." „Und wenn wir nichts unternehmen?" „Dann wird es so schlimm, bis eines Tages sogar die Zehe amputiert werden muss, vielleicht sogar der ganze Fuß." Wie nett, ich fühlte mich gestärkt. Schöne Zukunftsperspektiven für mich. Dankend lehnte ich ab und bin gegangen. Auch er meinte, dass wir uns wieder sehen werden. Dann wäre es noch um einiges schlimmer.

Ich suchte nach Alternativen
Ich wollte mich damit nicht zufriedengeben. Es musste noch eine andere Lösung geben. Wenn Operation, dann bitte als letzte Lösung, wenn alles andere ausgeschöpft ist. Was, das war die große Frage. Aber wie heißt das Thema „Suchet und ihr werdet finden!"

Ich machte mich auf die Suche
Internet gab es zur damaligen Zeit noch nicht. So blieb mir nichts anderes übrig, als mich intensiv darum zu kümmern. Eines wusste ich, Ärzte kamen für mich keine mehr infrage. Denn operieren lassen wollte ich mich auf keinen Fall, davor hatte ich zu große Angst. Ich begann mit vielen Menschen, darüber zu sprechen.

Die Informationen waren nicht erbauend
Die meisten gehen zum Arzt, mit unterschiedlichen Ergebnissen. Von „Es war sehr gut!" bis „Nie wieder!" Wobei das Letztere überwiegte. Folglich kam ich leider auch nicht weiter. Wenn mir die Leute noch erzählten, wie langwierig und schmerzhaft es war, dann erst recht nicht.

Wer suchet der findet
Solche Dinge aktivieren meinen sportlichen Ehrgeiz. Das Thema war, wer kümmert sich noch um die Füße? Klar, die Fußpfleger. Ob die so etwas beherrschen und in Griff haben? Da hatte ich die stärksten Zweifel. Warum sollte ein Fußpfleger mehr wissen, als die Ärzteschaft? Aber probieren konnte ich es ja. In solch einer Situation, sollte man nichts unversucht lassen.

Was für komische Empfehlungen
Von kommen sie vorbei, ich muss mir das genauer anschauen. Da müssen wir den Nagel seitlich herausschneiden. Oder wenn es so schlimm ist, suchen sie lieber sofort einen Arzt auf. Ich war der Verzweiflung nahe, all das brachte mich kein Stück weiter.

Nagelkorrektur-Spangen, das war die Lösung
Siehe da, durch viele Telefonate fand ich heraus, dass es die Möglichkeit gibt, den Nagel mit einer Spange entsprechend zu korrigieren, ihn wieder in die richtige Position zu bringen. Das Ganze stammt ursprünglich aus der Zahnmedizin. Dort ist es eine absolute Selbstverständlichkeit, dass man schief stehende Zähne mit Erfolg schient.

Das Resultat absolut großartig
Das Resultat hat meine Erwartungen bei Weitem übertroffen. Ich war unendlich glücklich darüber, keine Schmerzen, keine Entzündung. Da hätte ich mich operieren lassen, womöglich noch eine Narbe, die drückt. Nein danke, ich bin froh, dass ich solch ein

Angsthase bin. Dies habe ich bis zum heutigen Tag beibehalten.

Um fair zu bleiben, muss ich eines erwähnen

Ich habe bei der Behandlung über Monate begriffen, dass alles nichts nützt, wenn mein Schuhwerk weiterhin spitz und eng ist. Ich es gleich wieder bekomme und kein Ende dadurch in Sicht ist. Ich hatte keine Lust mehr auf Fußschmerzen. Meine Schmerzschwelle war überschritten. Freiheit für meine Zehen war ab dem Moment die Devise und ist es bis heute geblieben.

Meine neuen Schuhe

Schweren Herzens habe ich mich nach und nach von all meinen Schuhen getrennt. Bis auf ein Paar, meine absolut teuersten, elegante Stiefel von Jean Lanvin. Diese wollte ich behalten, wenn ich einmal schick ausgehe. Ein Traum, dieser feine Stiefel. Das ist bis heute mein Erinnerungsstück, an meine Zeit der Fußproblematiken. Ich wurde und werde häufig gefragt, was ich ab dem Zeitpunkt für Schuhe trage, oder empfehlen kann. Nur noch Birkenstock, in allen Varianten.

Jesuslatschen

War noch der mildeste Ausdruck, den ich mir anhören durfte. Oft wurde ich ausgelacht, mit meinen breiten, ekligen Schuhen. Es war mir aber gleichgültig. Ich hatte keinen einzigen Tag mehr Schmerzen. Das war wie im Märchen. All die Schwätzer sollten nur dumm reden. Hauptsache ich hatte wieder viel Lebensfreude, war gut zu Fuß, hatte keine Entzündungen, nur supergut drauf.

Die Füße sind wie die Wurzeln eines Baumes

Diesen Vergleich finde ich wunderschön und treffend. Je kräftiger und gesünder die Wurzeln eines Baumes, desto schöner ist der Baum mit samt seiner Krone. Je mehr das Wurzelbett eingeengt wird, umso weniger Platz hat es und damit steigt die entsprechende Belastung.

Alles was einengt, macht langfristig krank
Enge führt zur Beklemmung. Wenn Sie sich mit den Reflexzonen auskennen, wissen Sie, was dies zu bedeuten hat. Sie quetschen nicht nur Ihre Füße, sondern den gesamten Organismus. Dass dies nicht gut sein kann, spüren Sie selbst an den verschiedensten Schmerzen, die Sie erleben dürfen. Diese sollten Sie bitte nicht ignorieren, das rächt sich über kurz oder lang.

Enge und spitze Schuhe sind die Hölle für Ihre Füße
Die Schuhindustrie wird das nicht gerne lesen und etwas anderes behaupten. Das macht nichts, denn es geht um Ihre Füße und diese bekommen Sie bei einem Defekt, oder Verkrüppelung bestimmt nicht ersetzt. Deformationen bleiben und das war es dann. Bis es erst einmal soweit ist, werden Sie noch viel leiden dürfen. „Dürfen," weil es freiwillig geschieht. Darum hat auch ein „müssen" hier nichts zu suchen.

Wenn die Füße permanent gequetscht werden
Das können Sie mit einem Baum vergleichen, der rundherum einbetoniert wird, vor allem das Wurzelwerk. Er wird verkümmern, eingehen. Fangen Sie heute noch an, Ihren Füßen endlich das zu geben, was diese benötigen. Sie werden es Ihnen mit viel Freude und Vitalität danken.

Barfußlaufen, die absolute Freiheit für Ihre Füße

Zurück zum Ursprung, heißt die Devise. „Absolute Freiheit für Ihr Fußwerk!" Gönnen Sie sich die Möglichkeit, sich völlig frei bewegen zu können. Auch wenn Sie im Moment vielleicht auf Ablehnung schalten. Ihre Füße benötigen mehr, als enge Socken und Schuhe. Sie freuen sich auf die Freiheit.

Füße brauchen Freiheit, um sich zu entfalten
Dies ist der erste, wichtige und auch große Schritt. Wir Menschen wurden ursprünglich konzipiert, um barfuss über Stock und Stein zu laufen. Dies bedeutet, eine natürliche Aktivierung der Reflexzonen und damit eine fernreflektorische Wirkung auf den Organismus. Freiheit für die Füße und damit für den Menschen.

Wann sind Sie das letzte Mal barfuss gelaufen
Wie lange ist das her, dass Sie sich diesen Genuss gegönnt haben? Vielleicht erinnern Sie sich noch daran, als kleines Kind wollten Sie nie Schuhe anziehen. Es war für Sie eine Qual. Sie haben sich buchstäblich mit Händen und Füßen dagegen gewehrt. Ihre Eltern waren jedoch absolut unnachgiebig. Irgendwann haben Sie sich daran gewöhnt. Es gab nichts anderes mehr für Sie. Leider zum Nachteil Ihrer kostbaren Füße. Verlassen Sie diesen Pfad und kehren Sie zur Fußfreiheit zurück.

Märchen bezüglich Barfußlaufen
Wenn ich mir die Freiheit nehme und barfuss laufe, kommen mir häufig Leute entgegen die meinen, das wäre aber ungesund und was ich mir da alles holen könnte. Auch das ist dem Leben gegen-

über eine Einstellung. Da dürfte ich nirgendwo hingehen, denn was kann ich mir da alles holen? Wahnsinn, oder? Genauso auch mit der Verletzungsgefahr. Selbstverständlich schaut man am Anfang ein wenig intensiver auf den Boden. Mit der Zeit entwickelt sich ein absolut natürlicher Instinkt und es läuft sich von alleine.

Wann fangen Sie an

Kennen Sie das ewige Überlegen? Wann könnte man damit anfangen? Jetzt noch nicht, aber wenn sich eine gute Gelegenheit bietet. Wann ist das? Machen Sie sich nichts vor, ohne eine klare Zielsetzung und die dazu passende Planung, wird es nichts werden. Da vergehen die Jahre und irgendwann war es das. Kommen Sie zu einer Entscheidung. Viel Erfolg bei der Umsetzung!

Was haben Sie für ein Problem

Jetzt kennen Sie meine Geschichte, des langen Leidens. Sie haben bestimmt eine Eigene, denn sonst würden Sie nicht dieses Buch in Ihren Händen halten und darin lesen. Je genauer Sie Ihre eigene Geschichte kennen und je klarer Sie diese definieren, desto leichter lässt sich eine echte Lösung finden. Denken Sie bitte daran, es geht um Ihre Füße und damit um Ihre Gesundheit.

Was haben Sie schon alles unternommen
Überprüfen Sie Ihre Fußsituation, wie sieht diese aus? Sind Ihre Füße im Lot? Oder ist eher das Gegenteil der Fall? Haben Sie Ihren Füßen vieles zugemutet? Keiner weiß es so gut, wie Sie. Schlimm? Nein höchstens traurig, dass man es soweit kommen lässt, vorher nicht die Warnzeichen wahrnimmt. Oft ist das Gegenteil der Fall, sie sogar völlig ignoriert und weitermacht, wie bisher.

Wie soll es weitergehen
Bevor wir im nächsten Kapitel Bilanz ziehen, ist die erste Frage, wie soll es mit Ihnen weitergehen? Was ist Ihr Ziel? Was werden Sie für oder gegen Ihre Fußgesundheit tun? Sind Sie bereit, sich von Ihren heiß geliebten Fußmörderschuhen zu trennen? Oder gehören Sie zu der Mehrheit, die das überhaupt nicht interessiert, unbeirrbar weitermachen? Immer die Schuhe nach der neuesten Mode tragen. Die Operationen über sich ergehen lässt, als wäre es das Normalste auf dieser Welt. Dabei sollten Sie nicht vergessen, dass eine Operation und Narkose, ein nicht zu unterschätzendes Risiko in sich birgt.

Wahrheit und Klarheit
Der wichtige Schritt, um nicht zu sagen der Allerwichtigste ist,

ehrlich sich selbst gegenüber zu sein. Dies ist eine der größten und zugleich schwierigsten Aufgaben. Der Wahrheit ins Gesicht zu schauen, sich nichts schön zu denken, oder zu reden und mit der Selbsttäuschung aufzuhören. Was zählt, sind klare Fakten. Wenn Sie jetzt auf Ihre Füße schauen, was haben Sie für ein Gefühl? Gehören Sie zu Ihnen dazu, muss man sie verstecken, sich sogar schämen? Oder sind Ihre Füße eher etwas fremdes?

Bilanz ziehen

Es nützt wahrlich nichts, zu träumen und in der Hoffnung zu leben, dass sich alles von alleine ändern wird. Das wäre viel zu schön, um wahr zu sein. Ein Gedanke, oder eine Idee zu haben und schon ist es so, wie es sein sollte. Alles hat immer eine Ursache und folglich auch eine entsprechende Wirkung. Sie werden nur das ernten, was Sie vorher gesät haben.

Schauen wir uns gemeinsam Ihre Gesundheit an
Wie sieht diese aus? Wenn ich den Leuten diese Frage stelle, erhalte ich oft als Antwort „Das weiß ich doch nicht!" Wer soll es dann wissen? „Der Arzt, der ist dafür zuständig!" Das alte Prinzip, die Verantwortung abgeben, um nicht die Konsequenzen zu tragen. So funktioniert es leider nicht. Sie tragen für sich, Ihre Gesundheit, Ihr Wohlbefinden und für Ihr gesamtes Leben die Verantwortung. Die kann Ihnen niemand auf dieser Erde abnehmen.

Werden Sie Herr über Ihren Körper
Sie sind nicht der Spielball von fremden Mächten, können gut auf sich aufpassen. Dies verlangt jedoch, dass Sie überprüfen, was Ihr Körper, Ihr Geist und Ihre Seele benötigen. Das bedeutet sich Zeit nehmen, für das eigene Wohlbefinden. Pfarrer Kneipp sagte sehr schön „Wer nicht jeden Tag etwas für seine Gesundheit tut, wird eines Tages viel Zeit für seine Krankheiten haben!"

Sie pflegen doch auch Ihre Wohnung oder Ihr Auto
Für mich ist es immer wieder erstaunlich, welchen Kult zum Beispiel Männer mit ihren Autos betreiben. Da wird geputzt, gepflegt, poliert, gemacht und getan. Ebenso Frauen mit Ihrer Wohnung, oder dem Haus. Nichts scheint zu viel zu sein, kein Putz-

mittel zu teuer. Nur was den eigenen Körper anbelangt, scheint es für die meisten keine Möglichkeit zu geben. Der Körper ist ein notwendiges Übel, der ohne Rast funktionieren muss. Schlimm, wenn er nicht funktioniert, dann ist das Geschrei groß.

Sie haben Ihren Körper ein Leben lang
Das ist das Fatale. Sie werden ein Leben lang mit Ihrem Körper leben müssen, ob Sie das möchten oder nicht. Je pfleglicher Sie mit ihm umgehen, desto mehr Freude haben Sie. Nur von alleine tut sich nichts. Ihr Körper benötigt regelmäßig eine Inspektion. Eine Zeit des totalen Relaxens, der Behandlungen, des Ausgleichs, des Sports und der Harmonisierung. Was machen wir? Anstatt auf unseren Körper einzugehen, schütten wir ihn mit Alkohol zu. Die Leber freut sich immer wieder aufs Neue. Genauso auch die Lunge, über den Zigarettenqualm. Oder ein zu viel des guten, fetten Essens. Hier kann man noch weitere Dinge aufzählen, die erschwerend hinzukommen und unseren Körper ohne Ende quälen.

Sie haben Ihre Seele ein Leben lang
Auch Ihre Seele wird ein Leben lang in Ihnen wohnen. Wenn Sie auf diese eingehen, dazu beitragen, dass sich Ihre Seele zwischendurch erholen kann und sich in Ihrem Körper wohlfühlt, werden Sie viel Freude haben. Wenn Sie jedoch Ihre Seele mit Füßen treten, wird sich diese zurückziehen und mit Krankheiten reagieren.

Sie haben Ihren Geist ein Leben lang
Auch das ist eine klare Tatsache. Sie sind verantwortlich für Ihren Geist. Niemand anderes kann Ihren Geist fordern und fördern. Es ist in der Tat wichtig, seinen Geist anzuspornen, ihn permanent mit neuen Aufgaben zu versorgen, dass er entsprechend wachsen kann, bis ins hohe Alter fit bleibt. Sonst wird er über kurz oder lang verkümmern. Seien Sie aktiv, bilden sich weiter, bleiben Sie permanent am Ball. Ihr Geist wird es Ihnen danken.

Vollkaskomentalität herrscht vor

Das ist buchstäblich das Motto unseres Lebens geworden. Wir fühlen uns gut eingebettet, in ein riesiges Netzwerk, das uns auffängt, sollten wir einmal herausfallen. Die Medizin ist heute soweit, dass man fast alles reparieren und ersetzen kann. Sei es auf körperlicher, geistiger oder seelischer Ebene. Diese vermeintliche Sicherheit lässt die Menschen leichtsinnig sein. Dabei wird leider vergessen, dass es nach wie vor sinnvoller und besser ist, es gar nicht soweit kommen zu lassen. Es gibt den sogenannten „Point of no Return!" Schäden, die irreversibel sind. Das heißt, manche Dinge lassen sich nicht mehr reparieren und wieder herstellen.

Prophylaxe ist nach wie vor das oberste Gebot
Es geht in der Tat nichts über ein vernünftiges Vorbeugen. Dies ist besser als zu heilen, weniger aufwändig und kostenintensiv. Bezüglich der Kosten, leben wir in einem Land, wo wir uns noch keine Sorgen machen müssen. Noch nicht! Bis auf die Tatsache, dass unser Gesundheitswesen erkrankt ist und die Kosten im Eiltempo davon galoppiert sind. Keiner fühlt sich in irgendeiner Art und Weise verantwortlich und doch betrifft es uns alle.

Wehret den Anfängen
Alles, was groß wird, hat einmal klein angefangen. Bevor es mit Ihren Füßen schlimm wurde, haben diese nur etwas geschmerzt, ein wenig gebrannt und gedrückt. Dann war das Phänomen verschwunden, um einige Tage später wieder aufzutreten. Leider haben wir völlig verlernt, darauf zu achten. Mit der Zeit kam eine immer größere Eigendynamik zum Tragen.

Wir leben mit zu vielen Ablenkungen

Unser Leben besteht aus Ablenkungen. Diese sind zu einem festen Bestandteil unseres Daseins geworden. Wenn wir ein wenig Ruhe hätten, würden wir uns wieder einfinden. Die unzähligen Fernsehsender sprechen eine deutliche Sprache. Jeder noch so große Mist dient zur Ablenkung, um sich nicht auf das eigene Sein besinnen zu müssen. Die Stille und Ruhe wird für viele zur Bedrohung. Die Folge der neuzeitlichen Störungen von „Burnout" und „Tinitus," um nur zwei zu nennen, sprechen für sich.

Ruhe und Harmonie ist das Thema

Es wird zum kostbarsten Gut. Eine Zeit ohne Geräuschkulissen oder Ablenkungen, nur für sich da sein und seinen Atem spüren, im „Hier und Jetzt!" Der immens große Boom, der unzähligen Beauty&Wellnessfarmen, spricht für sich. Die Sehnsucht des Menschen nach Frieden und Harmonie.

Besinnung auf das Wesentliche

Was ist das Wesentliche? Das sind wir selbst in unserem Sein. Wir sind letztlich das Allerwichtigste in unserem Leben. Das eigene Leben zu erfahren und zu erspüren. Klar zu unterscheiden was ist wichtig und was nicht? Was bringt mich weiter und was kostet mich meine wertvolle Lebenszeit? Es ist eine Aufgabe, die es täglich zu meistern gilt. Es ist leider nichts für die Ewigkeit gedacht. Nach dem Prinzip

„Einmal beherrscht, hält es für alle Zeiten!"

Lassen Sie uns gemeinsam Ihren Körper checken

Checken wir gemeinsam Ihren Körper. Das können Sie sehr wohl, Sie wissen doch, wie es um Ihren Körper bestellt ist. Lassen Sie uns die Reise an den Füßen beginnen, bis hin zu den einzelnen Organen. Wenn Sie nicht alles wissen, dann doch das eine oder andere. Lassen Sie uns auf die große Reise gehen. Wahrscheinlich finden Sie das etwas komisch. Machen Sie dennoch mit, Sie werden ein anderes Gefühl für Ihren Körper erhalten. Bei den Fragen überlegen Sie sich bitte nicht zu lange die Antworten. Der erste Gedanke, das erste Gefühl ist richtig. Vor lauter Angst, Fehler zu machen, haben wir es nahezu verlernt uns schnell zu entscheiden. Das ist schade, also Mut und los geht es.

Vergabe von Punkten

Damit Sie überhaupt einmal einen Überblick erhalten, wo Sie stehen, hat sich das Punktesystem optimal bewährt. 10 Punkte sind Top und ein Punkt, die schlechteste Bewertung. Zum Schluss addieren Sie alle Punkte und dividieren das Ergebnis durch die Anzahl der erarbeiteten Positionen. Nochmals zur Erinnerung, das soll und kann keinen Arzt- noch Heilpraktikerbesuch ersetzen. Es ist für Sie privat eine Bilanzierung, um ein Gefühl der momentanen Situation zu erhalten.

Welche Positionierung geben Sie sich auf der Skala 1-10?

Ihren Füßen _____
Ihren Unterschenkeln _____
Ihren Knien _____
Ihren Oberschenkeln _____

Ihrem Po   _____
Ihren Hüften   _____
Ihren Geschlechtsorganen   _____
Ihrem Bauch   _____
Ihren Händen   _____
Ihren Armen   _____
Ihrem Oberkörper   _____
Ihrer Brust   _____
Ihrem Rücken   _____
Ihrem Nacken   _____
Ihrem Kopf   _____
Ihrem Gesicht   _____
Ihren Augen   _____
Ihren Ohren   _____
Ihrer Nase   _____
Ihrem Herz   _____
Ihrer Lunge   _____
Ihren Bronchien   _____
Ihrer Leber   _____
Ihrem Magen   _____
Ihrem Darm   _____
Ihrer Seele   _____
Ihrem Geist   _____

Gesamtsumme   _____ : 27 =

_____

Addieren Sie nun die Punkte und dividieren die Summe durch 27. Dann haben Sie die entsprechende Prozentzahl, wo Sie sich ungefähr, rein gefühlsmäßig bewegen.

100% das wäre der ideale Wert. Diesen zu erreichen, ist reine Utopie und gehört ins Reich der Märchen. Ich persönlich bin der Meinung, es gibt nur einen einzigen Moment im Leben eines Menschen, in dem er 100% erreicht hat und das wird der Tod sein.

90% hier sind Sie sehr gut. Herzlichen Glückwunsch, wenn Sie sich in diesem Bereich bewegen. Das ist traumhaft und es gilt diesen Stand zu halten.

80% da sind Sie überdurchschnittlich. Es gilt entsprechend an sich, seinem Körper, Geist und Seele zu arbeiten, um erstens nicht abzurutschen und zweitens, natürlich weiter aufzubauen, um in den 90% Bereich zu gelangen.

70% Sie könnten ein besseres und angenehmeres Leben führen, als es gerade im Moment ist. Es sind etliche Störungen vorhanden. Kümmern Sie sich intensiv, um eine Prophylaxe und aktive Hilfe von Spezialisten.

60% hier sollten Sie keinesfalls warten, dass sich die Dinge regeln werden. Das werden sie nie und nimmer tun. Sie sind in einem Bereich, wo es ohne Hilfe nicht mehr geht. Als erster Schritt ist eine entsprechende Anamnese angebracht und danach die passenden Therapien.

50% Sie leben aufgrund der Analyse, im Bereich der Hälfte Ihres Potentiales. Wie weit dies bereits ist, ob es sich schon schlechter darstellt oder besser, können nur Fachleute analysieren. Auf alle Fälle gilt es dringend zu handeln.

1 – 49% da ist absoluter Handlungsbedarf gegeben, warten Sie nicht. Holen Sie sich kompetente Hilfe!

Wo finde ich kompetente Hilfe

Dies ist die entscheidende Frage. Wer kann mir helfen, ist ein Spezialist auf diesem Gebiet? Sicherlich kein leichtes Unterfangen, wo es von allem ein riesiges Angebot gibt. Nun sind Sie gefragt. Wie gehen Sie am besten vor?

Wie läuft es normalerweise ab
Ich bin erstaunt, wie leichtgläubig die meisten mit sich und ihrer Gesundheit umgehen. Da gibt es eine Störung, man geht irgendwo hin und lässt sich behandeln. Ob man sich dabei wohlfühlt und es passt, spielt keine Rolle. Die meisten gehen den Weg des geringsten Widerstandes. Dabei sollte dies einen größeren und ganzheitlichen Prozess darstellen.

Was sind Ihre Präferenzen
Was wollen Sie genau? Was ist wichtig für Sie? Was möchten Sie nie mehr? Viele kleine Dinge, die schlussendlich zum Großen und Ganzen beitragen. Nochmals zum Verständnis, Sie haben Ihren Körper und Ihre Gesundheit ein einziges Mal, von Anbeginn bis zum Ende Ihres Lebens. Er ist das Allerwertvollste, was Sie besitzen. Gehen Sie unbedingt pfleglich und sorgsam mit ihm um.

Was ist für Sie von Bedeutung
Für mich zum Beispiel ist wichtig, dass die Fachleute Zeit haben. Eine Massenabfertigung, nach dem Prinzip „Der Nächste bitte!" und das im Minutentakt, ist für mich inakzeptabel. Dies kläre ich im Vorfeld bereits ab. Genauso verhält es sich mit der ewigen Warterei. Das finde ich unmöglich und menschenverachtend. Ich kenne nur die eine Institution, in der man Menschen buchstäblich zusammenpfercht und diese stundenlang warten lässt. Überall

würden die Menschen sofort auf die Barrikaden gehen, wenn Sie annähernd, solange warten müssten. Bei den Ärzten spielt dies überhaupt keine Rolle.

Was benötigen Sie unbedingt

Wieso benötigen Sie das? Es hat auch etwas mit der eigenen Wertigkeit zu tun. Haben Sie keine Achtung vor sich selbst? Auf diese Frage höre ich oft „Was soll ich machen, so ist es doch überall? Falsch, es ist nicht überall so, noch lange nicht. Nur, diese Stellen gilt es zu finden. Wenn immer mehr, nicht nach dem Erstbesten greifen würden, gäbe es mehr Ordnung dahingehend, dass man einen Menschen auch wie einen Menschen behandelt.

Das Beste ist gerade gut genug

Das sollten Sie sich unbedingt zur Lebensmaxime machen. Aber die meisten sind in der Tat zu bequem. Alles ist Ihnen zu viel, was den eigenen Körper anbelangt. Lieber keinen Aufwand betreiben, wozu denn auch? Wie kann man nur so mit sich und seinem Körper umgehen? Schade, auf der einen Seite, auf der anderen, ist natürlich jeder für sich selbst verantwortlich.

Schriftlich festhalten

Eines der wichtigen Dinge im Leben, um eine Veränderung einzuleiten, ist in die Schriftlichkeit zu gehen. Schwarz auf weiß ergibt sich das Untrügliche und Sie können es jederzeit nachlesen. Nichts aus dem Bauch heraus entscheiden, durch die rosarote Brille sehen. Das ist nicht gut und führt in die Irre. Genau dies gilt es bei Veränderungen unbedingt zu vermeiden.

Sie haben Ihre Gesundheit nur einmal

Ich wiederhole mich, Sie haben Ihre Gesundheit nur ein einziges Mal. Solange man sich gesund fühlt, ist dies überhaupt kein Thema. Es wird nicht im Geringsten darüber nachgedacht. Das Thema Gesundheit wird erst dann zum alles Umfassenden, wenn genau diese Gesundheit nicht mehr vorhanden ist. Dann ist der Schreck und das Elend groß. Arbeiten Sie daran, sorgen Sie dafür, dass Sie nie in diesen unkontrollierten Bereich hineinkommen.

Sie müssen öfter „Nein" sagen
Genau damit tun sich die meisten Menschen schwer. Nein zu sagen, in diesem Fall, zu hohen und spitzen Schuhen. Nicht mitmachen, was gerade die Modeindustrie vorgibt, modern und gut ist. Sondern auf die Füße zu achten und sehen, ob ihnen das überhaupt bekommt. Dies ist wesentlich sinnvoller und langfristig die beste Anlage für ein gesundes Fußleben. Es gibt noch andere wichtige Komponenten. Das Wort „Nein" sollte zu Ihrem Hauptwort werden, denn weniger ist bekanntlich mehr.

Stehen Sie zu sich
Viele Menschen glauben im allgemeinen Kollektiv leben zu müssen. Daraus ergeben sich dann folgende Antworten auf den Hinweis, dass die Füße leiden „Was soll ich machen, das ist heutzutage die Schuhmode? Da kann man nichts machen. Es gibt ja auch keine anderen Schuhe. Im Übrigen, wie würde das aussehen?" So, oder in ähnlicher Form, läuft es ab. Was wollen Sie darauf noch erwidern? Da sind bereits klare Entscheidungen gefällt worden.

Sie müssen suchen

Wo finde ich optimale Hilfe, wenn das Kind erstmals in den Brunnen gefallen ist? Die Frage ist in erster Linie "Was will ich für eine Hilfe? Möchte ich in diesem speziellen Fall, der eingewachsenen Zehennägel zu einem Professor, einem Chefarzt, Chirurgen, Orthopäden, Hausarzt oder Fußpfleger gehen? Wo werde ich mich am besten aufgehoben fühlen? Wer wird mir helfen können? Wo habe ich das meiste Vertrauen?

Die Chemie muss stimmen

Wenn diese nicht stimmt, was nützt das Ganze? Darauf aufbauend kommt das Vertrauen, denn jegliche Form von Eingriff, hat mit einem unerschütterlichen Glauben zu tun, dass alles gut gehen wird. Das Schwingungsfeld zwischen zwei Menschen ist hierbei niemals zu unterschätzen, es muss in Harmonie sein.

Legen Sie Ihr Obrigkeitsdenken ab

Ein Arzt ist letztlich genauso ein Dienstleister, wie alle anderen Unternehmer. Er bietet seine Dienste an und Sie sind in dem Fall der Kunde, oder wie die Bezeichnung lautet, der Patient. Beharren Sie auf Ihren Rechten! Für mich ist es nach wie vor unfassbar, mit welch devoter Haltung viele Menschen, solche Dienstleistungen für sich in Anspruch nehmen. Nochmals zur Wiederholung, ein Arzt ist ein reiner Dienstleister und auch nur ein Mensch.

Sie müssen sich wohlfühlen

Hören Sie auf Ihr Gefühl. Das muss absolut stimmig sein. Es soll Ihnen dabei gut gehen. Sie müssen sich wohlfühlen. Wenn dem nicht so ist, suchen Sie sich einen neuen Dienstleister. Eines sollten Sie nie mehr tun, gegen Ihr Gefühl zu arbeiten. Man kann nicht alle Menschen auf dieser Erde mögen.

Sie müssen Vertrauen haben

Darum erwähne ich diesen Aspekt, nochmals in einem neuen Kapitel. Ohne Vertrauen können Sie es vergessen. Der Preis ist zu hoch, den Sie sonst bezahlen müssten. Wie oft haben Sie schon Dinge getan, die Sie eigentlich gar nicht tun wollten? Wie fühlten Sie sich dabei? Bestimmt nicht gut, oder? Hier geht es um nichts Geringeres, als Ihre Gesundheit. Das wertvollste Gut, welches Sie überhaupt besitzen. Spielen Sie nie damit. Stehen Sie hundertprozentig zu sich.

Wenn Sie ein komisches Gefühl haben
Dann gehen Sie! Wie oft habe ich schon gehört, mein Gefühl war nicht gut, aber was sollte ich tun? Gehen, gehen und nochmals gehen. Wieso denn warten und auf was bitte? Dass sich etwas ändern wird? Dies wird es bestimmt nicht tun. Wieso auch? Das Problem der meisten Menschen ist, sie haben verlernt auf ihr Gefühl zu hören. Sie kommen viel weiter im Leben, wenn Sie Ihr Inneres beachten. Natürlich benötigen wir noch den Verstand. In der Kombination liegen wir jedoch richtig.

Hören Sie auf Ihr Bauchgefühl
Ich wiederhole mich, in der Wiederholung liegt die Kraft. Man kann nie genug Dinge wiederholen, damit sie sich entsprechend einprägen. Man spricht auch vom sogenannten Bauchhirn. Welch ein großes Potential hier vorhanden ist. Das ist wunderbar, wenn wir unser Bauchhirn und den Kopf zusammen einsetzen können. Natürlich gibt es den einen oder anderen, der glaubt, dass dies völliger Blödsinn ist. Das macht nichts. Wie heißt es bereits in der Bibel „Jedem, geschehe, nach seinem Glauben!"

Lassen Sie sich nichts bieten

Sie sind nicht der Spielball anderer Menschen. Weder der Ihrer Eltern, Partner, Chef, Kollegen, Mitarbeiter, Ärzte noch von sonst jemandem. Sie sind ein selbständiger Mensch. Stehen Sie dazu, leben und handeln Sie danach. Wie oft höre ich „Ich hätte gerne, oder am liebsten würde ich!" Ja, dann tun Sie es doch. Legen Sie endlich das devote Verhalten und diesen idiotischen Glaubenssatz „Das tut man doch nicht" ab.

Die kleinhaltenden Glaubenssätze
Glaubenssätze sind das Schlimmste, was ein Mensch überhaupt sein eigen nennen kann. Einer dieser kleinhaltenden Sätze ist „Das tut man nicht!" Wer sagt so etwas? Erfolgreiche bestimmt nicht. Es sind die lieben Manipulatoren, denn durch solche Aussagen versucht man, den anderen möglichst klein zu halten. Menschen, die klein sind, kann man besser manipulieren. Wenn Sie das Thema interessiert, kaufen Sie das Buch „Wirf endlich all deine Glaubenssätze über Bord!" Ein Buch, in dem es von der ersten Seite an, ausschließlich um das hoch brisante Thema geht.

Dulden Sie nichts mehr
Das ist meine klare Gegenbotschaft. Auch das ist natürlich ein Glaubenssatz, jedoch im positiven Sinne, denn er hilft Ihnen groß, stark und vor allem mündig zu werden. Genau das ist letztlich das Thema für uns Menschen. Wir müssen, in diesem Fall ist es wirklich so, dass wir müssen, um ein eigenständiges und vor allem selbst bestimmtes Leben zu leben. Da interessiert es uns nicht, was die Mode uns vorschreiben will, tragen ausschließlich die Schuhe, welche uns Freude bereiten und in erster Linie natürlich unseren Füßen. Sie glauben gar nicht, wie unendlich befreiend das Ganze ist. Freiheit für Ihre Füße!

Was wollen Sie, wollen Sie wirklich
Dies ist meine Botschaft! Es ist sogar die Allerwichtigste. Denn genau da liegt das Problem, dass die meisten nicht genau wissen, was Sie wollen. Je klarer Sie sind, desto leichter und eleganter kommen Sie durchs Leben. Sie können die Wichtigen, von den unwichtigen Dingen klar und deutlich unterscheiden. Nur noch das tun, was Ihnen Entsprechendes bringt. Sie in ein glückliches und zufriedenes Leben einmünden lässt. Im nächsten Kapitel schauen wir uns gemeinsam die Erfolgsformel Z + P + T + K an.

Wehren Sie sich
Lassen Sie sich nichts bieten. Es gibt nur noch zwei Raster, für oder gegen Sie. Vielleicht denken Sie jetzt, dass das Ganze zu rigoros ist. Nun denn, in Anbetracht der Tatsache, dass Ihre Lebenszeit auf Erden beschränkt ist, respektive limitiert, haben Sie nicht mehr unendlich viel Zeit. Diese wird zum wertvollsten aller Güter. Zeit hat die Wertigkeit von Gold! Entsprechende Wertschätzung ist angebracht. Davon sind die meisten jedoch weit entfernt. Fast alle leben, als hätten sie das ewige Leben gepachtet.

Ihre Erfolgsformel

Viele Menschen sind erstaunt, dass sie die gleichen Ergebnisse erzielen, sei es positiver oder negativer Natur. Dabei ist es ganz einfach. Wer permanent das Gleiche tut, wird auch immer die gleichen Ergebnisse erzielen. Nicht mehr und nicht weniger. Um eine Änderung vorzunehmen, bedingt es einer Umstellung. Eine Analyse der Art und Weise, wie vorgegangen wird. In der Komplexität die Dinge anzuschauen und sie in ihrer Feinheit zu ändern.

Ursache und Wirkung

Es gibt keinen Grund, über die Ergebnisse erstaunt zu sein, denn diese sind immer das Resultat der vorausgegangenen Taten. Die Wirkung ist das Endergebnis. Die meisten Menschen gehen lieber hin, schimpfen und lamentieren, anstatt sich ernsthaft Gedanken zu machen, wieso es überhaupt zu solchen Ergebnissen gekommen ist. Dies ist stets der Königsweg und der birgt die Chance, die Dinge zu ändern, damit sie so werden, wie man es sich vorstellt und niemals anders.

Aussaat und Ernte

Es ist dasselbe Prinzip, wie Ursache und Wirkung. Für manchen leichter verständlich und dadurch greifbarer. Um das geht es letztlich. Nur das, was wir auch verstehen, sind wir imstande, entsprechend zu ändern. Wenn Sie ein Landwirt sind und Gerste ernten möchten, wissen Sie, dass Sie Gerste säen müssen und nie Mais. Niemals kämen Sie auf die komische Idee, etwas anderes zur Aussaat zu bringen. Aber wir Menschen hantieren hier bei unserer persönlichen Entwicklung mit solch einer Absurdität, die ihresgleichen sucht.

Machen Sie sich in Zukunft klare Gedanken

Bevor Sie in Zukunft etwas tun, machen Sie sich bitte im Vorfeld Gedanken, was Sie gerade säen. Dies in dem Bewusstsein, dass Ihre Ernte entsprechend ausfallen wird. Wahrheit und Klarheit ist ein großes Prinzip. Die Zeit des Kleinkindes, mit den Händen vor den Augen haltend, ist längstens vorbei. Ab jetzt wissen Sie genau, was geschieht. Hier sagt der Volksmund sehr schön

„Vorbeugen ist besser, als heilen!"

In der Tat ist dies so. Bevor Sie in Zukunft überhaupt noch irgendetwas unternehmen, überlegen Sie, was dabei herauskommt.

Sie müssen nicht überrascht sein

Es ist erstaunlich, wie überrascht viele Menschen sind. „Ach Gott, wenn ich das alles gewusst hätte!" Wenn Sie das Prinzip verstehen, können Sie sich solche Überraschungsmomente schenken. Dadurch gewinnen Sie eine andere Einstellung zu der sogenannten Schicksalsfrage, oder dem Ärger und Zorn, wieso es gerade Sie erwischt hat.

Ihr Schicksal

Vielleicht fragen Sie sich, was das alles mit eingewachsenen Zehennägeln zu tun hat. Sehr viel sogar, es geht um das Verstehen lernen, dass von nichts einfach nichts kommt. Es ist absolut keine Schicksalsfrage, wenn Sie ein Fußproblem haben. Sie sind dafür verantwortlich, Sie selbst. Das ist ein notwendiger Schritt, endlich und für alle Zeiten Verantwortung zu übernehmen.

Ist es Ihr Schicksal, dass Ihre Füße so sind
Fragen Sie sich das in aller Ernsthaftigkeit? Wer ist zuständig für Ihre Füße? Sie sind der Besitzer der Füße, folglich ist es Ihre Aufgabe, darauf zu achten und so mit den Füßen umzugehen, dass diese Ihnen Ihr ganzes Leben Freude bereiten. Sie nicht belasten, schmerzen oder sonst etwas.

Das große Märchen des Schicksals
Die meisten Menschen machen es sich leicht und bezeichnen vieles als Schicksal. Ganz einfach zu handhaben, um damit sofort die eigene Verantwortung abzugeben. Sie sind nicht ohnmächtig, machen doch mit und sind zu jeder Zeit ein aktiver Gestalter, Ihres eigenen Lebens.

Bevor Sie in Zukunft wieder Ihr Schicksal beschuldigen
Überprüfen Sie was Sie getan haben, dass es soweit gekommen ist. Gehen Sie hin und betrachten Sie nicht das Resultat als feststehende Größe, sondern prüfen, was dem vorausgegangen ist. Die ersten paar Monate wird es für Sie ungewohnt sein. Sie werden sich daran gewöhnen, ein selbstsicheres und glückliches Gefühl aufzubauen. Wesentlich stabiler und ganzheitlicher durch Ihr Leben zu gehen.

Übernehmen Sie Verantwortung

Welch schöner Moment, wenn man endlich Verantwortung für alles in seinem Leben übernimmt. Nicht die anderen sind schuld, oder zuständig. Sie selbst haben alles und zu jeder Zeit in Ihrer Hand. Sind der Meister und Macher Ihres wahren Lebens. Welch wunderbare Ausgangsbasis, um richtig viel zu bewegen. Endlich das Leben zu leben, von dem Sie schon seit ewigen Zeiten geträumt haben.

Das Wichtigste sind die Ziele

Wenn eine Veränderung stattfinden soll, benötige ich erstmals Ziele. Ich muss wissen, in welche Richtung das Ganze gehen soll. Ohne diese Anhaltspunkte habe ich keine Chance, dass sich richtig Großes tun wird. Leider beachten das die wenigsten. Da hegt man kleine Wünsche, mit der Vorstellung „Es wäre schon schön!" Und ist oft enttäuscht, wenn sich die Dinge nicht erfüllen. Das ist keine gute Ausgangsbasis.

Mit seinen Zielen in die Schriftlichkeit gehen

Grundvoraussetzung, um überhaupt planen zu können, ist klar die eigenen Ziele schriftlich festzuhalten. Denn ohne diese, wird sich nichts tun. Mit der Schriftlichkeit haben viele ein Problem. Es ist ungewohnt, sich hinzusetzen und die Dinge aufzuschreiben. Dabei ist es leicht und bringt viel Energie und Potenzial. Des Weiteren hilft es, den Stand der Dinge zu überprüfen. Ich muss stets wissen, wo ich geradestehe. Welche Strecke des Weges ich bereits gegangen bin und welche noch vor mir liegt.

Ich habe da ein paar Ziele

Häufig höre ich diese Aussage „Ich weiß aber nicht so genau!" Das ist alles wachsweich und führt zu keinem vernünftigen Ergebnis, welches erforderlich ist, um voranzukommen. Dies ist auch der Grund, wieso die Menschen Träume haben und diese sich nie verwirklichen. Es ist schade, wenn das Kostbarste, was ein Mensch sein eigen nennen darf „das Leben" zerrinnt, ohne dass die Potentiale ausgeschöpft werden.

Ziele müssen vier Eigenschaften aufweisen

Es sind die berühmten Zutaten, wie man für einen leckeren Kuchen auch bestimmte Dinge benötigt, damit er gelingt. So ist es auch mit den Zielen. Ohne diese einzelnen Komponenten wird es leider nichts.

Ziele müssen klar sein

Eine Grundvoraussetzung ist, dass Ziele klar sind, absolut klar. Dies bedeutet, dass Sie wissen müssen, was Sie wollen. Nehmen wir das Beispiel der Füße. Sie möchten gerne gesunde Füße haben. Das ist leider nicht klar, denn ab wann genau sind die Füße tatsächlich gesund?

Ziele müssen konkret sein

Ziele müssen absolut konkret sein. Konkret sein, heißt greifbar. Was greifbar ist, ist umsetzbar und führt zum gewünschten Erfolg. Alles andere ist eine Farce. Je konkreter das Ziel, desto mehr Erfolg in der Umsetzung.

Ziele müssen messbar sein

Ziele, die nicht messbar sind, können nie und nimmer geplant werden. Keine Chance, da nützt kein noch so frommer Wunsch wie „Es möge bitte werden!" Ein Ziel, das nicht messbar ist, ist es nicht wert, dass man es erreicht.

Ziele müssen unmissverständlich sein

Unmissverständlich für alle ist die Devise, nur dann funktioniert es. Leider gibt es im Leben Missverständnisse, weil wir zu wenig klar sind. Nehmen wir als Beispiel, die Erwartungshaltung. Viele Menschen erwarten, sind jedoch nicht imstande, dies klar, konkret, messbar und unmissverständlich zu artikulieren. Die Folgen davon sind hinlänglich bekannt. Nämlich Enttäuschung und Frust, der sich auf die anderen auswirkt. Das ist unnötig, wenn man diese Schritte befolgen würde.

Nehmen wir nochmals das Beispiel Füße

Sie haben in diesem speziellen Fall, eingewachsene Zehennägel.

Dies ist eine feststehende Größe. Was ist Ihr Ziel? Klar, konkret, messbar und unmissverständlich, dass die Entzündung weggeht, sich das wilde Fleisch zurückbildet und Sie keine Schmerzen haben. Der Nagel gerade herauswächst und sich nie mehr in das Gewebe hineinbohrt. Damit sind alle Eventualitäten ausgeschaltet.

Weiteres Beispiel, Ihre Urlaubsreise
Da müssen Sie doch auch genau wissen, wo Sie hin möchten. Es ist ein Unterschied, ob es in die Berge oder ans Meer geht. Beides zusammen funktioniert nicht. Wenn Sie sich darüber völlig im Klaren sind, stellt sich die nächste Frage nach der Himmelsrichtung. In welchem Land möchten Sie Urlaub machen? Es gibt mehrere Auswahlmöglichkeiten. Danach müssen Sie wissen, wo Sie schlafen möchten. In einer Ferienwohnung, auf dem Campingplatz, in einer Pension, bei Freunden, Bekannten oder im Hotel? In welchem Hotel? Einem Sternelosen oder in einem Fünf-Sterne-Haus? Die nächste Frage, die sich stellt, wie kommen Sie dahin? Zu Fuß, mit dem Auto, Zug, Flugzeug, Schiff, Postkutsche, usw.

Das Thema Geld als Ziel
Wenn ich die Leute frage, was Sie sich wünschen, sagen diese mir oft „Ich hätte gerne genügend Geld!" Was denken Sie, wie viel die Leute haben werden? Richtig, wie gewünscht wurde, genügend. Wie viel ist genügend? Natürlich nur genügend und das ist zu wenig. Also ist es völlig absurd, so vorzugehen. Hier muss klar eine Zahl her. Nehmen wir als Beispiel, auf dem Konto € 500.000,- und einen monatlichen Lohn von € 10.000,-. Was ist jetzt passiert? Die Zahlen liegen als klare Fakten da. Sie möchten eine halbe Million Euro? Anhand dieser Ausgangsbasis kann geplant werden.

Wer kein Ziel hat, wird nie ankommen
Eine alte Tatsache, ohne Ziele keine Chance! Da kommt der Volksmund und behauptet „Du brauchst keine Ziele, denn erstens kommt es anders und zweitens als man denkt!" Was für ein

Schwachsinn! Hier handelt es sich wieder um die berühmten Glaubenssätze. Wie kann man dies behaupten? Nun denn, aus der Überlieferung, man glaubt daran und schon hat es sich fest verankert. Das ist keine gute Ausgangsbasis. Positive und erfolgreiche Menschen behaupten das Gegenteil

„Ohne Ziele, keine Chance!"

Wer hat recht? Beide, denn jeder hat aus seiner Sicht recht. Hier haben wir das Phänomen, dass da wo viel ist, immer mehr dazu kommt und dort, wo wenig ist, es weniger wird.

Es ist ein Teufelkreis
Nur Sie haben die Chance, aus dem Teufelskreis auszubrechen und nie mehr hineinzugeraten. Von alleine wird sich aber nichts tun. Sie müssen aktiv sein. Das fängt mit den eigenen Zielen an. Wie oft hörte ich schon „Das ist nicht nötig. Ich nehme es, wie es kommt!" Das ist fatal und führt zu noch größerem Frust.

Ich muss realistisch sein
Was ist denn das? Realistisch, wo fängt die Realität an und wo hört diese auf? Es geht um Ihre eigene Realität, die Sie sich erschaffen haben. Dies tun Sie Tag für Tag. Die Frage ist, haben Sie die Realität von Erfolgreichen oder von Erfolglosen? Bei dieser Frage erhalte ich oft eine starke Opposition, nach dem Motto „Erfolg und Geld ist nicht alles!" Richtig, nur was ist das Leben ohne Erfolg und Geld? Noch viel weniger und worum dreht es sich bei den meisten? Um das liebe Geld, es ist zu einem lebensfüllenden Thema geworden. Das ist unendlich schade und passiert genau dann, wenn es hinten und vorne nicht reicht. Wenn man zusehen darf, wie andere erfolgreich werden und einem Selbst nichts oder fast gar nichts gelingt.

Sie waren einmal so gut drauf
Es gab eine Zeit in Ihrem Leben, da kannten Sie keine Grenzen.

Vielleicht erinnern Sie sich noch daran, es war in Ihrer Kindheit. Was wollten Sie da nicht alles werden, bis die klugen Erwachsenen angefangen haben, Sie zu manipulieren und in die Lehre der eigenen, selbsterfüllenden Begrenzungen einzuführen. Mit reichhaltigen Worten wie „Vergiss es, du bist zu klein, zu dumm, unfähig! Du musst realistisch sein, das schaffst du nie, ist zu kompliziert, ist nichts für uns. Ist nur etwas für die anderen usw.! "Ihre Vorbilder wurden nimmermüde, Ihnen diese Lebensweisheiten permanent aufzuwärmen. Was man oft genug gehört hat, glaubt man irgendwann. Denn unser Unterbewusstsein kann leider nicht unterscheiden, was gut oder schlecht ist. Es nimmt alles auf und tendiert zur Erfüllung.

Haben Sie wieder Mut

Seien Sie wieder mutig, ohne nach rechts und links zu schauen. Fangen Sie endlich an, Ihr Leben zu leben. Siehe mein Buch

„Fange endlich an zu Leben!"

Hören Sie nicht auf all die selbsternannten Propheten, die glauben zu wissen, was für Sie gut ist und was nicht. Fühlen und spüren Sie in sich hinein und dann werden Sie endlich der Mensch, der Sie immer schon werden und sein wollten. Sie haben das Zeug in sich. Tun Sie es sofort und lassen Sie es Wirklichkeit werden.

Klare, konkrete, messbare und unmissverständliche Ziele

Nehmen Sie sich die Zeit und schreiben direkt in das Buch Ihre Ziele ein, jeweils mit einer kurzen Begründung. Viele sagen dann „Das ist doch viel zu schade, in ein Buch zu schreiben!" Mitnichten, denn so haben Sie es immer und ewig greifbar. Würden Sie das jetzt in irgendein Heft, oder auf ein Blatt Papier schreiben, ist die Wahrscheinlichkeit, dass Sie es verlieren, wesentlich größer.

Meine Ziele

1.) _____

Wieso? _____

2.) _____

Wieso? _____

3.) _____

Wieso? _____

4.) _____

Wieso? _____

5.) _____

Wieso? _____

    6.) _____

Wieso? _____

    7.) _____

Wieso? _____

    8.) _____

Wieso? _____

    9.) _____

Wieso? _____

    10.) _____

Wieso? _____

Begründen Sie jeweils Ihre Ziele, wieso ist das Ihr Wunsch? Je genauer, desto besser. Es muss für Sie einen Sinn geben. Überlassen Sie nichts dem Zufall. Nie mehr in Ihrem Leben!

Nach den Zielen folgt die Planung

Bevor Sie weiterlesen, nehmen Sie sich die Zeit und arbeiten an Ihren Zielen. Wenn nicht jetzt, wann dann bitte? Morgen oder übermorgen? Haben wir das nicht schon häufig gehabt? Wie oft möchten Sie sich noch etwas vormachen? „Verschieberitis" ist eine schlimme Krankheit. Siehe hierzu unsere Homepage: www.verschieberitis.de.

Eine genaue Planung ist wichtig
Was nützen die schönsten und besten Ziele, wenn Sie nicht anfangen zu planen. Ein guter Plan ist die halbe Miete. Planen hat den großen Vorteil, dass Sie alles vom so genannten grünen Tisch weg erledigen können. Nehmen Sie sich Zeit für Ihre Planung. Je präziser Sie Ihre Ziele festgehalten haben, desto leichter fällt Ihnen die Umsetzung.

Mir fällt nichts ein
Das höre ich häufig. Setzen Sie sich dennoch hin und planen Sie. Auch wenn Sie das Gefühl haben, dass dabei nichts herauskommt. Das ist ein momentanes Gefühl. Je länger und je konsequenter Sie dabei bleiben, umso besser funktioniert es.

Zu Beginn steht die Sammlung der Umsetzungsmöglichkeiten
Der erste Schritt ist die Sammlung aller Ideen, die auftauchen. Man nennt diesen Vorgang auch „Brainstorming" das heißt, die Sammlung aller Ideen. Hier ist es wichtig, dass Sie diesen Fluss nicht durch Zensur zunichte machen. Leider sind wir im Zensieren sehr stark. Schnell behaupten wir „Das geht nicht!" Dies ist schade, denn so ersticken wir bereits im Keime, jegliche Chance auf Vollendung. Hüten Sie sich unbedingt davor.

Es ist nicht die Frage, ob es geht
Stellen Sie sich vor, wenn die großen Erfinder und Entwickler so gedacht hätten. Wir würden noch im finsteren Mittelalter leben. Wenn zum Beispiel Alva Edison, diese Einstellung sein eigen genannt hätte, gäbe es heute kein elektrisches Licht. Unvorstellbar, oder? Diese Leute haben nie nach dem „nicht Gehen" gefragt. Für Sie war eindeutig klar, dass da etwas sein muss. Sie hatten klare Vorstellungen, wussten jedoch noch nicht, wie man dahin gelangt.

Zum Schluss ordnen Sie alles
Nach dem großen Sammlungsprozess bringen Sie alles in Position. Streichen kann man immer. Dies geht jedoch nur, wenn Sie vorher genügend gesammelt haben. Hier ist es für Sie immens wichtig, dass Sie vom Minimalisten zum Maximalisten werden. Nicht nur einen Punkt aufschreiben, sondern mindestens sieben verschiedene Lösungsansätze. Damit kann man wesentlich besser arbeiten. Wenn Sie einen einzigen Punkt haben und der sich als undurchführbar zeigt, was machen Sie dann?

Nach der Planung folgt das Tun

Jetzt zeigt sich, wer ein Meister ist und wer nicht. Die meisten Leute kommen nie über die Planungsphase hinaus. Sie kennen das doch auch, oder? Wie oft haben Sie schon Dinge in Ihrem Leben geplant und nie angefangen? Unzählige Male und wissen Sie, wie schade und traurig das ist? Sehr sogar, denn viele Chancen haben Sie an sich vorbeiziehen lassen.

Auf den Friedhöfen liegen viele unerkannte Genies

Ein trauriges Kapitel. Wissen Sie wieso unerkannt? Weil sie Zeit ihres Lebens nicht angefangen haben, Ihre Fähigkeiten zu leben. Passen Sie gut auf sich auf, dass Ihnen nicht das gleiche Schicksal zuteil wird. Denn es ist schlimm, eines Tages erkennen zu müssen, dass man hätte mehr erreichen können.

Wenn Sie mit der Umsetzung warten, wird es schlimmer

Das ist eine altbekannte Tatsache. Am Anfang ist man enthusiastisch und voller Elan. Hat Großes vor und macht meistens einen gravierenden Fehler. Behält die Dinge nicht für sich, trägt Sie in die Welt hinaus. Voller Begeisterung, Überzeugung und rechnet nicht mit der Missgunst, der Ablehnung der lieben Mitmenschen. Es gibt ca. 98% negativ Denkende und mindestens genau so viele Neider. Was denken Sie, werden diese mit Ihrer freudigen Botschaft anfangen? Bestimmt nicht Sie moralisch unterstützen, das Gegenteil ist der Fall.

Sie sind selbst noch nicht stark

Das kommt noch hinzu, selbst ist man nicht gefestigt. Wie denn auch? Es ist völliges Neuland für Sie und eine gewisse Angst ist vorhanden. Jetzt bekommen Sie plötzlich starken Gegenwind. Den haben Sie verursacht. Wir Menschen möchten gerne gelobt und anerkannt werden. Das bekommen wir eher selten, es regiert Hass, Neid und Missgunst auf der Welt. Wenn Sie sich freiwillig solch eine Ladung abholen, sind Sie selbst schuld. Unwissenheit schützt leider nicht vor Strafe. Schlimm, wenn es aus den eigenen Reihen kommt. Das ist fatal. Es wird Sie treffen, unterschätzen Sie das nicht.

Plötzlich tauchen Zweifel und Ängste auf
Das ist eine schlimme und furchtbare Situation. Wie im Herbst, wenn langsam die Bodennebel aufsteigen und dem Ganzen etwas Gespenstisches geben. Sie zweifeln immer stärker, dadurch wird Ihre Angst noch intensiver geschürt. Sie wissen, Angst lähmt und blockiert. Das Resultat, es wird sich nichts tun. Ganz im Gegenteil, Sie werden all die wunderbaren Pläne, Ziele und Vorstellungen beerdigen. Ihre Mitmenschen werden sich darüber freuen und es kundtun „Siehst du, ich habe es dir gleich gesagt. Das ist nichts für dich. Sei froh, dass du es nicht gemacht hast!" Selbstverständlich werden Sie diesen Schwachsinn glauben und dennoch wird es Sie nie loslassen. In Ihrem Inneren werden Sie sicherlich von Zeit zu Zeit dieses Gefühl verspüren

„Hätte ich vielleicht doch........!"

Sie empfinden ein Gefühl des Versagens, das ist sehr grausam und unangenehm.

Fangen Sie innerhalb von 48 Stunden an
Wenn Sie eine Idee haben, Ihre Ziele klar sind, fangen Sie sofort an zu planen und legen innerhalb der ersten 48 Stunden los. Sonst gelangen Sie in die vorhin beschriebene Falle. Dann wird es nichts mehr. Hier fragen mich einige „Ob das wohl stimmt?" Meine Gegenfrage „Was ist denn bisher aus Ihren Plänen geworden? Wie viele haben Sie davon beerdigen müssen?" Ist das nicht traurig?

Geben Sie sich die Chance

Das möchte ich Ihnen ans Herz legen. Geben Sie sich die Chance und arbeiten in Zukunft mit der 48 Stunden-Regel. Nicht einmal, bestimmt auch nicht probieren, sondern klar und deutlich machen und tun. Je öfter Sie dies tun, desto erfolgreicher werden Sie. Eines Tages wird es für Sie zur absoluten Selbstverständlichkeit. Es ist fest in Fleisch und Blut übergegangen. Sie können nicht anders.

Schluss mit dem Perfektionismus

Die Krankheit des Perfektionismus ist weit verbreitet. Was bringt er Ihnen? Wo führt er hin? Mir ist es enorm wichtig, dass wir nochmals darüber in einem eigenen Kapitel sprechen, denn es passt genau zu dem Tun dazu. Es gibt nur einen einzigen Augenblick, in dem Sie wirklich perfekt sind, das wird der Moment sein, wenn Sie tot sind. Vielleicht finden Sie das jetzt unmöglich oder makaber, das macht nichts. Denken Sie einmal in Ruhe darüber nach.

Ich kann nicht halbfertig anfangen

Wer sagt so etwas? Erfolgreiche bestimmt nicht. Überprüfen Sie, von wem Sie solche Glaubenssätze übernommen haben. Schauen Sie nach, was diese Leute in ihrem Leben bereits erreicht haben, die diese Dinge behaupten? Erfolgreiche würden niemals so etwas behaupten. Denn diese wissen eines, dass das kostbarste Gut, nach wie vor unsere Zeit ist und es hier gilt, möglichst keine zu verlieren. Denn diese kann man nie, aber gar nie mehr einholen.

Vorbei ist vorbei

Das was heute gut ist, ist morgen schon überholt. Das Tempo der Entwicklungen nimmt stark zu. Es gilt, keine Zeit zu verlieren. Handlungsbedarf ist das aktuelle Thema. Manches duldet keinen Aufschub. Denn viele Sachen verschlimmern sich zusehends. Siehe Ihre eingewachsenen Zehennägel. Je länger Sie mit einer Änderung (Beheben des Problems) warten, desto schlimmer wird es. Eines Tages ist der Zeitpunkt erreicht, wo es keinen Ausweg gibt und dann? Jetzt haben Sie ein noch größeres Problem, als gleich den Anfängen zu wehren.

Gute Dinge brauchen Zeit

Das ist per se richtig, jedoch nicht am Anfang. Alles braucht seine Zeit, bis es richtig läuft, oder wieder in Ordnung gebracht ist. Das geschieht leider nicht über Nacht. Genau aus diesem Grunde, fangen Sie an. Egal, was Sie planen oder haben wollen, legen Sie los. Tun Sie es sofort. Wenn nicht jetzt, wann dann? Die Zeiten werden nicht besser.

Learning by doing ist die Devise

Fangen Sie endlich an, dann können Sie täglich Korrekturen vornehmen und mit dem Prinzip des KvP arbeiten. Der kontinuierliche Verbesserungs-Prozess ist permanent gefragt. Genau hier laufen viele wieder in die Falle. Wenn man endlich angefangen hat, klemmt es mit KvP. Man glaubt einmal gemacht und angestoßen, es ein Leben lang läuft. Dem ist nicht so. Es braucht tatsächlich ein tägliches Korrigieren und Überprüfen. Darüber lesen Sie mehr im nächsten Kapitel der Kontrolle.

Sie haben keine Zeit zu verlieren

Jeder Tag, an dem Sie nicht anfangen, ist ein verlorener Tag in Ihrem Leben. Darüber sind sich die wenigsten bewusst, denn Sie können Ihre Zeit weder sparen noch kaufen. Alles, was vorbei ist – ist vorbei und kommt nie wieder. Traurig, aber wahr! Deshalb passen Sie gut auf sich auf, dass Sie keine Zeit verplempern. Es gibt Dinge, die sind zu tun und dann erfordert es von Ihnen schnelle Entscheidungen ohne eine Sekunde Verzögerung. Anhand Ihrer Füße haben wir das schöne Beispiel. Je länger Sie warten, desto schlimmer wird es. Also, treffen Sie schnelle Entscheidungen, stehen dazu, halten durch und Sie werden entsprechende Ergebnisse erzielen.

Tue es

Das ist eine weitere Botschaft. Anfangen und nochmals anfangen. Viele Menschen träumen von einer Million, vergessen aber, dass eine Million mit einem Cent anfängt. Ein Cent, noch ein Cent und so weiter, führt zwangsläufig mit der Zeit zur Million. Genauso fängt die längste Reise, mit dem ersten Schritt an.

Lassen Sie sich von niemandem Angst machen

Das ist ein probates Mittel unserer Umwelt, uns klein und gefügig zu halten.

Die „Ja - aber Fraktion!"

ist übermächtig. Auf alles gibt es ein stetes „Ja, aber…………!" Das ist schrecklich. Hüten Sie sich vor solchen Menschen! Gestalten Sie sich ein Leben ohne „Ja, aber!" Es ist wunderschön, macht Sie frei und glücklich, endlich Ihr eigenes, selbst bestimmtes Leben zu leben. Lesen Sie hierzu mein Buch „Höre endlich auf mit deinen „Ja, aber Geschichten!"

Nach dem Tun folgt die Kontrolle

Nachdem Sie sich aufgerafft haben und all die Dinge, die zu tun sind, umgesetzt haben, ist noch lange nicht Schluss. Das vergessen die meisten Menschen. Diese sind glücklich, endlich gestartet zu sein und denken, ab sofort ist für alle ewigen Zeiten alles in Ordnung. Bei Weitem nicht, denn jetzt geht es erst richtig los.

Der Mensch ist mit seiner Komfortzone behaftet
Die Macht der Gewohnheiten, verbunden mit der eigenen Komfortzone, ist ein brisantes Gemisch und hält uns im Alten gefangen. Wie tragisch, wenn wir uns darin selbst verfangen. Hier gilt es unbedingt auszubrechen. Lieber jetzt, als später. Sie müssen in der Tat, täglich die eigene Schwerkraft überwinden und sich auf den Weg machen, denn von alleine passiert überhaupt nichts. Davon träumen höchstens die vielen Lottospieler. Diese hoffen, durch einen Sechser, alle Sorgen für immer los zu sein. Vergessen jedoch, dass Geld zu besitzen auch Arbeit bedeutet. Genau aus diesem Grund sind die meisten Lotto-Millionäre, nach einigen Jahren wesentlich ärmer als vorher.

Einmal gilt nicht für ewig
Bitte prägen Sie sich diesen Satz ein. Stellen Sie sich vor, ein Landwirt fährt auf den Acker, sät und hofft für alle ewigen Zeiten ernten zu können. Er wird, wenn alles gut geht, einmal ernten und dann geht das Spiel von vorne los. Ein ewiger Kreislauf. Wenn Sie jedes Jahr ernten möchten, müssen Sie jedes Jahr säen.

Tägliche Kontrolle als notwendiges Übel, oder als Segen
Für die meisten ist es ein notwendiges Übel. Das ist schade, denn es ist in dem Prozess des Erfolges, das letzte Glied. Sie wissen

doch selbst, dass eine Kette nur so stark ist, wie ihr schwächstes Glied. Da nützt das ganze Schönreden oder Ausblenden nichts. Es gibt Pflichtnummern und diese sind zu absolvieren.

Sie gewöhnen sich daran
Es ist wie mit allem im Leben, am Anfang ist es neu und ungewohnt, aber mit der Zeit gewöhnen Sie sich daran. Eines Tages ist es zur Selbstverständlichkeit geworden. Sie können überhaupt nicht mehr anders. Es ist fest in Ihrem Leben integriert. In Bezug auf die Füße, ich kann gar nicht anders, als mir bequeme Schuhe kaufen. Ich schaue mir im Vorfeld die Schuhe an und treffe eine erste Vorauswahl. Danach steige ich ein, ohne die Schuhe zu binden. Fühle ich mich auf Anhieb wohl, schnüre ich die Schuhe, ansonsten steige ich unverzüglich aus und die Sache ist für mich erledigt. Auch wenn die Schuhverkäufer meinen, der Schuh wird noch breiter werden und er muss sich dem Fuß, oder die Füße dem Schuh anpassen. Dieses Gerede interessiert mich nicht. Das kann machen wer will, ich jedoch bestimmt nicht mehr.

Kein Vorankommen, weil das Pflichtprogramm nicht gelebt wird
Wenn Sie die Fortschritte nicht kontrollieren, protokollieren und die dazu notwendigen Änderungen gleich umsetzen, wird es nichts. Dann dürfen Sie sich zu den vielen Menschen zählen, die gerne würden, aber.................! Wenn Sie eine Reise unternehmen, kontrollieren Sie doch regelmäßig Ihre Position, um die Gewissheit zu haben, dass Sie auf dem richtigen Weg sind.

Was nützt es, wenn Sie alles einhalten, bis auf die Kontrolle
Das Schlimmste, was passieren kann ist, wenn man nicht genau weiß, wo man geradesteht. Die Fort- oder Rückschritte nicht erkennbar sind. Das ist die schlechteste Ausgangsbasis, in die man sich hineinkatapultieren kann. Genau das ist das Problem, der meisten Menschen, ihnen fehlt der Überblick. Hier sind es auch viele kleine Firmen, die erst ein Jahr später beim Steuerabschluss

für das Finanzamt, beiläufig durch ihren Steuerberater erfahren, ob das Jahr gut war oder nicht. Das ist fatal! Sie sollten monatlich, um nicht zu sagen wöchentlich, oder sogar täglich den Überblick haben. Sollten die Fakten nicht stimmig sein, kann sofort dagegen gesteuert werden.

Controller sind in den Firmen äußerst unbeliebt

Die am meist gehassten Menschen, in größeren Firmen sind die sogenannten, ekligen Controller. Es sind Personen, die stets den Finger auf die Wunden legen, denen nichts verborgen bleibt und die alles aufdecken. Solche Leute sind nicht beliebt und dennoch wichtig für eine Firma. Jetzt fragen Sie sich vielleicht, was dies mit Ihren eingewachsenen Zehennägeln zu tun hat. Es geht um das Prinzip, sich und das eigene Leben im Griff zu haben. Und wenn Sie dieses Problem haben, stellt sich klar die Situation dar, dass Sie es eben nicht unter Kontrolle haben, sonst hätten Sie früher die Gegenmaßnahmen eingeleitet.

Geschwindigkeitskontrollen der Polizei

Ein weiteres Beispiel, es gibt Geschwindigkeitsbegrenzungen. Diese wurden irgendwann aufgestellt und sind Gesetz. Das heißt, jeder muss oder sollte sich daran halten. Viele kümmert es nicht und sie fahren ihr eigenes Tempo. Folglich hat die Ordnungsbehörde, ihre klare, konkrete, messbare und unmissverständliche Aufgabe, das Tempolimit zu kontrollieren. Was passiert? Sie holen Temposünder aus dem Verkehr. Das Endresultat ist ein Bußgeld, oder sogar Fahrverbot. Dies ließe sich vermeiden, wenn man als Autofahrer entsprechend fahren würde. Wenn irgendwo 70 Km/h steht, sind das eben 70 Km/h und nicht mehr. In Bezug auf Ihre Füße, wenn klar ist, dass die Füße einen statischen Aufbau haben und Platz benötigen, gehe ich nicht hin, und mache das Gegenteil davon. Zwinge meine armen Füße in spitze und hohe Schuhe, sonst folgt unverzüglich die Strafe.

Sie sind für Ihre eigene Kontrolle verantwortlich

Das kann Ihnen keiner abnehmen. Sie sind der Herr über Ihr Leben und dadurch über zig Billionen von Zellen. Wenn Sie eine falsche Entscheidung treffen, muss der gesamte Organismus leiden. Das ist leider vielen nicht bewusst und macht es fatal. Dummheit und Unwissenheit schützen nicht vor Schaden. Schlimm wird es, wenn es zu irreversiblen Schädigungen kommt. Das heißt, es gibt Dinge, die sind nicht rückgängig zu machen. Keine schöne Variante. Siehe als Beispiel, im schlimmsten Fall wird die Großzehe amputiert. Das ist schrecklich, denn Operation bleibt Operation und birgt ein Risiko in sich, welches nicht zu unterschätzen ist.

Kontrolle dürfen Sie nicht delegieren

Sie können vieles delegieren, jedoch bitte nie die Kontrolle des eigenen Lebens und Körpers. Das hat schlimme Folgen, wenn Sie dies tun. Sie können zu einer Blutkontrolle zum Arzt gehen, nur einen Termin machen und hingehen, müssen Sie selbst. Dann sind Sie wieder an der Reihe, wenn die Ergebnisse kommen. In der Regel sind danach bestimmte Dinge zu befolgen, um manches zu verbessern, oder den Status zu halten. Tun Sie dies nicht, sind spätere Folgen, nicht auszuschließen. Schlimmstenfalls Schädigungen, die Sie Ihr gesamtes Leben begleiten.

Dank der Kontrolle sind Korrekturänderungen kein Problem

Wehret den Anfängen, eine klare Botschaft. Ich kann jedoch nur dann den Anfängen wehren, wenn ich den Status kenne und weiß, wo es hingehen soll. Es ist leichter, kleine Korrekturen vorzunehmen, als plötzlich große. Diese erfordern immens Kraft und Energie, die dann für andere Dinge fehlen. Wenn Ihre Zehe dermaßen stark entzündet ist, vereitert, dass Sie kaum auftreten können, sind Sie wahrhaftig blockiert und Ihr Fokus richtet sich ab sofort auf diesen schlimmen und kaum auszuhaltenden Schmerz. Ihr gesamtes Wohlbefinden ist dadurch immens beeinträchtigt.

Wenn das so einfach wäre

Gäbe es keine Menschen mit eingewachsenen Zehennägeln oder sonstigen Problemen. Per se ist es leicht und hier liegt die Problematik. Der Mensch hat verlernt, auf seinen Körper zu hören. Die Ablenkungen sind zu groß. Es wird sich keine Zeit, für seinen Körper, Geist und Seele genommen. Feine Nuancen des Unwohlseins werden ignoriert und jegliche Form von Schmerz, welcher als Zeichen gewertet werden kann, dass etwas nicht stimmt, wird sofort im Keime mit Schmerzmitteln erstickt.

Der Schmerz ist die Warnlampe

Schmerzen dienen als Warnlampe, Indikator, dass etwas nicht stimmt. Vergleichbar mit der Öllampe beim Auto. Wenn diese aufleuchtet, bedeutet die Botschaft klar und deutlich, dass zu wenig Öl vorhanden ist. Da fährt keiner in die Autowerkstatt und lässt sich das rote Lämpchen ausbauen, nach dem Motto „Bitte entfernen, es stört und blendet mich!" Kein normaler Mensch würde dies tun. Wenn Sie Schmerzkiller nehmen, machen Sie genau das. Sie löschen den Schmerz aus und haben dadurch keine Chance, dem Ganzen nachzugehen.

Das Leben ist unkompliziert

Wir Menschen nehmen es zu kompliziert. Machen aus kleinen Dingen, große Geschichten und sind erstaunt, wenn diese daneben gehen. Alles hat seinen Preis, das gilt nach wie vor. Die Füße sind ein Wunderwerk! Großartig aufgebaut tragen sie uns ein Leben lang durch unsere Welt. Wenn Sie einmal überlegen, auf welch kleinem Fuß der Mensch steht. Ich bin begeistert darüber. Diese kleine Fläche federt die ganze Person ab, ohne unser Zutun.

Leben Sie in der Einfachheit

Genau damit tun sich die meisten unendlich schwer. Es wird nicht gefragt, welche Aufgaben die Füße „eigentlich" haben. Sie sind vorhanden und funktionieren entsprechend ohne unser direktes Zutun. Es wird von fast allen Trägern als reine Selbstverständlichkeit angenommen, anstatt sich Gedanken zu machen, was diese benötigen und ihnen gut tut. Dieser Aspekt wird völlig ignoriert. Es interessiert überhaupt nicht, noch nicht einmal, wenn das Kind bereits in den Brunnen gefallen ist. Die Entzündung dermaßen schlimm ist, dass nichts mehr geht. Sogar da kehrt die Vernunft oft nicht ein.

Hoffen, beten, ignorieren

Das ist häufig der Weg. Die Zehe fängt an zu schmerzen und wir fragen uns, was das ist. Dann wird es wieder ignoriert und geht von vorne los. Man hat Schmerzen und schaut nach „Das gesamte Feld ist entzündet." Man hofft, dass es weggehen möge. Im nächsten Stadium, in dem es eine Stufe schmerzvoller wird, betet man, dass es nicht so schlimm sein möge, wie es ausschaut. Eine Stufe danach erinnert man sich oft an das Gebet und hofft, dass alles schnell vorbei geht. Geht zum Fußpfleger oder zum Arzt und erwartet sofortige Hilfe. Nur so schnell geht es nicht, wie man es gerne hätte. Irgendwann hat es sich in irgendeiner Form eingependelt. In 98% der Fälle geht es aber sofort nach dem alten Muster weiter.

Ursache nicht behoben, kein Ende in Sicht

Das vergessen und ignorieren die meisten. Es nützt nichts, wenn man zum Beispiel mit der Nagelkorrektur-Spange arbeitet, der Nagel wieder seine schöne Urform annimmt und dann läuft erneut das gleiche Muster ab. Dieses Bild der schönen Schuhe hat sich im Unterbewusstsein verankert, dass man nicht umhinkommt, wieder in solches Mörderschuhwerk einzusteigen. Dann ist es nur eine Frage der Zeit, bis das Dilemma von vorne losgeht. Oder man schneidet die Nägel wieder zu kurz und die Ecken heraus, weil das schöner ausschaut.

Es hat nichts genützt

Dies ist die Aussage. Der gesamte Aufwand hat nichts gebracht. Damit hat man letztlich wieder einen Schuldigen auserkoren und gibt sofort die Verantwortung ab. Fühlt sich in keinster Art und Weise zuständig für seinen Körper. Dies erleben Ärzte häufig, der Patient kommt und meint „Ach Herr Doktor, machen sie einmal!" Dabei sind Mündigkeit und Eigenverantwortlichkeit gefragt.

Von nichts kommt nichts

„Wieso gerade ich? Ich habe doch niemanden etwas zuleide getan!" Darauf gibt es eine Antwort „Von nichts kommt auch nichts! Alles hat eine Ursache und folglich eine Wirkung!" So einfach ist das Spiel. Wir haben jeden Tag aufs Neue, verschiedene Spielmöglichkeiten. Die Frage ist, was wir daraus machen.

Das Leben studieren

Eine Grundvoraussetzung ist, das Leben zu studieren. Sich zu überprüfen, wie man tickt. Was der eigene Körper benötigt und was nicht. Dazu muss man genau wissen, wie unser Organismus im Einzelnen funktioniert. Das ist viel zu kompliziert, höre ich darauf. Was ist komplizierter? Sich ein wenig mit den Mechanismen zu beschäftigen und auf freiwilliger Basis die Dinge zu richten, oder nachher Sorge zu tragen, dass der Schaden nicht überhand nimmt. Vorsorge ist tausendmal besser als Nachsorge.

Geben Sie Ihren Füßen, was diese benötigen

Sie werden Ihnen dankbar sein und Jahrzehnte ihre Dienste meisterlich umsetzen. Die Füße benötigen so wenig, um all die Dinge zu Ihrer vollsten Zufriedenheit zu erledigen. Aber wenn Sie diese permanent sabotieren, dürfen Sie nicht überrascht sein, wenn das Ganze kippt. Fußproblematiken an der Tagesordnung sind.

Wieso so naiv unterwegs sein

Ich bin erstaunt, mit welcher Naivität sich viele im Alltag bewegen. Unglaublich, dass man so durchs Leben geht. Völlig überrascht, dass fußungerechte Schuhe nicht gesund sind und hundert Mal hinterfragend, wieso schon wieder die Zehennägel eingewachsen sind. Da muss es doch eine Lösung geben.

Schuhe die Schaden verursachen, Verbot der Regierung

Ist das nicht super? Die Einstellung finde ich echt klasse. Die Regierung ist dafür verantwortlich. Genau aus diesem Grunde hat die Regierung endlich, nach vielen Jahren reagiert und das Rauchen in öffentlichen Räumen verboten. Wenn das Rauchen so schädlich ist, hätte man es auch ganz verbieten können. Vielleicht kommt das auch einmal bei falschem Schuhwerk, dass dieses von der Regierung verboten wird.

Gib niemals auf

Winston Churchill ist unter anderem wegen diesem Satz „Gib nie, nie, nie, niemals auf!" in die Geschichte eingegangen. Leider werden wir zu einer Nation der Aufgeber. Bei der ersten Schwierigkeit wird unverzüglich die Flinte ins Korn geworfen. Wir haben überhaupt kein Durchhaltevermögen. Alles ist uns schnell viel zu viel. Das ist unendlich schade, denn wir bringen uns mit dieser Einstellung um manches Gute.

Denken Sie daran, wer aufgibt hat verloren
Wir erleben es häufig, die Leute haben eingewachsene Zehennägel. Sie suchen nach einer schnellen Lösung, die oft heißt, operieren, Nägel ziehen, Nagelbett zertrümmern, anstatt die Chance zu nutzen, mit der Nagelkorrektur-Spange dem Elend ein Ende zu bereiten. Sie geben zu früh auf.

Wenn operiert wurde, gibt es kein Zurück mehr
Darüber sind sich die wenigsten bewusst. Eine Operation steht am Schluss der Kette. Vorher schaue ich, dass es auf herkömmlichem Wege geregelt werden kann. Ich gebe mir zumindest die Chance. Wenn das nicht funktioniert, kann ich mich zur Operation entschließen. Im Vorfeld versuche ich alles, um den gesunden Urzustand herzustellen.

Machen Sie es sich zur Maxime, nie mehr aufzugeben
Dies ist Ihre neue Art, durchs Leben zu gehen. Nie mehr gegen die Naturgesetze zu verstoßen. Sonst werden Sie verlieren. Sie schreiben es sich auf die Fahne, dass Sie nie mehr aufgeben werden. Alles daran setzen, bis zu Ihren Zielen vorzudringen, Sie nicht anders können.

Streichen Sie das Wort „Aufgeben" aus Ihrem Vokabular

Ja, streichen Sie es völlig, als nicht existent. Ich finde es traurig, wie schnell die Menschen aufgeben. Partnerschaften werden bei der kleinsten Störung eliminiert. Im Beruf fehlt häufig der nötige Enthusiasmus und wir werden immer mehr eine Gesellschaft von reinen Aufgebern.

Wissen Sie, wie man Erfolg buchstabiert

Die Menschen möchten gerne Erfolg haben. Das ist der große Traum, von so manchen. Aber Erfolg ist leider kein Geschenk des Himmels, welches einfach herunterfällt. Erfolg lässt sich sehr leicht buchstabieren, das ist den wenigsten bewusst. Viele träumen vom Erfolg als etwas, was man geschenkt bekommt. Man bräuchte genügend Glück und schon läuft es. Wenn es so wäre, gäbe es nur noch erfolgreiche Menschen auf dieser Erde.

Erfolg buchstabiert sich „TUN"
Tun ist die Definition von Erfolg. Was bedeutet das Wort „TUN?" Lassen Sie es uns gemeinsam anschauen.

      T ag

      U nd

      N acht

Ist das nicht wunderbar? Es ist simpel dargestellt. Die Kunst ist jedoch, danach zu leben und nicht davon abzukommen. Dies ist meistens das große Problem. Lassen Sie es uns in den nächsten Abschnitten gemeinsam anschauen.

Am Tag
Was heißt am Tag? Sie müssen dermaßen beseelt von dem Gedanken sein, die Dinge zu erreichen und zu Ihrem selbst definierten Erfolg zu gelangen, dass es keine Ausrede noch Alternative gibt. Die meisten bauen schnell, bei der erstbesten Schwierigkeit ab und suchen sich ein anderes Umfeld. Aber zum Erfolg gelangt man nie

und nimmer, wenn man aufgibt, oder permanent nach einem anderen Weg sucht. Wenn Sie als Landwirt eine ertragreiche Ernte haben möchten, müssen Sie auf den Acker fahren und säen, sonst passiert nichts. Dies ist eine feststehende Größe.

In der Nacht
„In der Nacht muss ich doch schlafen!" höre ich häufig. Natürlich musst du in der Nacht schlafen, das ist völlig in Ordnung. Frage ist, was machst du in den Abendstunden? Das was die meisten machen, Fernsehen. Ein erbauendes und intelligentes Medium, welches ungemein inspirierend ist. Siehe als Beispiel, die gerade zurzeit laufende Dschungelsendung „Holt mich hier raus!" Dies ist dermaßen erbauend, dass es Ihnen für Ihr tägliches Leben, Ihr Fort- und Weiterkommen viel nützt. Es ist wesentlich sinnvoller, Sie beschäftigen sich abends mit Ihrem Erfolg und gehen nochmals „in medias res" wie die Lateiner sagten.

Bevor Sie abends schlafen gehen, betreiben Sie Geisteshygiene
Das heißt, Sie lassen in Gedanken und in der Schriftlichkeit, den Tag Revue passieren. Notieren Sie sich die wichtigsten Dinge. Was war miserabel, gut, sehr gut, hervorragend und Overstanding? Dann schreiben Sie jeweils dazu „wieso." Was war der Grund, dass Sie zu dieser Bewertung gelangen und als Ergänzung, wie Sie es in Zukunft besser gestalten können. Siehe als Beispiel:

IST-Zustand	**SOLL-Zustand**
Miserabel	Gut
Gut	Sehr gut
Sehr gut	Hervorragend
Hervorragend	Overstanding

Genau, wie Sie abends Ihre Zähne putzen, machen Sie diesen Akt der Gedankenhygiene. Er hilft Ihnen Klarheit zu erhalten, denn es kann nicht sein, dass Sie mit einem „miserabel," oder mit Ihren

Problemen, ins Bett gehen. Sie wissen aus Erfahrung, wie man damit schläft. Bestimmt nicht gut. Sie stehen am nächsten Tag auf und sind gerädert. Wie wird der Tag? Auch nicht gerade lustig und so gehen Sie ins Bett. Es schaukelt sich immer stärker auf, bis es zum Eklat kommt. Genau das gilt es unbedingt zu vermeiden.

Tun heißt auch

Es gibt noch eine weitere Definition von Tun. Denken Sie stets daran.

> T rödeln
>
> U nnötig
>
> N icht

Von unten nach oben gelesen, heißt es unmissverständlich "Nicht unnötig Trödeln!" Wie oft haben Sie in Ihrem Leben getrödelt, das darf ab jetzt nicht mehr sein.

Ihre Fußproblematik

Sie sollten bei den ersten Schwierigkeiten nicht trödeln, sondern gleich einen Fachmann aufsuchen. Dadurch lässt sich manches Ungemach frühzeitig vermeiden. Ihnen bleibt auf alle Fälle viel erspart. Also passen Sie in Zukunft gut auf sich und in diesem Falle auf Ihre Füße auf.

Durchhaltevermögen lautet die Devise

Sie gelangen zum Erfolg, wenn Sie ein großes Durchhaltevermögen an den Tag legen. Nicht ein wenig probieren, wie es viele gerne betonen. „Ich probiere es, mal sehen ob das geht!" Dies ist die schlechteste Ausgangsbasis. Wenn Sie etwas wirklich wollen und bereit sind alles dafür zu tun, werden Sie den Erfolg aufweisen und zum Sieg gelangen. Alles andere ist gespielt und das sollten Sie sich in vielen Situationen schenken.

Für gesunde Füße benötigen Sie Durchhaltevermögen
Es ist nicht damit getan, dass Sie ab und zu gesunde Schuhe oder Sandalen anziehen, sonst lieber Fußbrecherschuhe. Dann geht es nur noch nach dem Prinzip „Top oder Hopp!" Alles andere ist vergebene Liebesmühe. Es nützt auch nichts, wenn Sie sich ein paar Mal eine Nagelkorrektur-Spange setzen lassen und sobald die Schmerzperiode vorbei ist, wieder damit aufhören. Da heißt es, während der gesamten Wachstumsphase eines Nagels, der im Schnitt 14 - 18 Monate dauert, mindestens jedoch 12 Monate durchzuhalten, um den Erfolg aufweisen zu können.

Das Wort „Durchhaltevermögen" hat es in sich
Es bedeutet, Sie müssen da durch gehen, es aushalten und dann gelangen Sie zum Ziel. Es gibt keine Abkürzung. Davon träumen leider fast alle. Immer kursiert das Gerücht, wenn man etwas erfinden könnte, hätte man es gepackt. Alles braucht seine Zeit. Denken Sie einmal an Ihre Geschichte. Von der Zeugung, bis Sie endlich auf die Welt kamen, dauerte es auch 9 Monate. Wie lange haben Sie benötigt, bis Sie Lesen und Schreiben konnten? Denken

Sie an Ihre ersten Gehversuche. Ging das über Nacht? Nein, Sie haben permanent geübt, bis es endlich geklappt hat.

"Geduld, Geduld, Geduld" ist die Devise

Wobei Geduld nicht mit Warten zu verwechseln ist, dass sich alles von selbst regelt. Dem ist leider nicht so. Es benötigt in jeder Hinsicht, Ihr gesamtes Engagement. Sie müssen sich der Sache förmlich verschreiben. Folglich nicht ein wenig schauen, dass Sie keinen eingewachsenen Zehennagel mehr Ihr eigen nennen können, sondern klar das Problem anpacken. Dadurch werden Sie wieder Freude und Glück mit Ihren Füßen empfinden können.

Sie haben die Wahl

Leider checken das viele nicht. Sie können jederzeit wählen, in welche Richtung es gehen soll. Ob Sie zu den Erfolgreichen gehören möchten, oder lieber zu der anderen Gruppe. Es steht Ihnen stündlich frei, eine Entscheidung zu treffen. Dies kann Ihnen keiner abnehmen. Es lohnt sich jedoch, im Vollbesitz seiner gesamten Kräfte, zu einer Solution zu gelangen und wirklich bis zum Ende dabei zu bleiben. Das heißt, bis der Sieg klar ist.

Wie sollte das Leben der Füße aussehen

Haben Sie sich darüber bereits Gedanken gemacht? Höchstwahrscheinlich nicht, es gehört mit Sicherheit aber zur absoluten Selbstverständlichkeit. Solange etwas funktioniert, macht man sich keine Gedanken. Wozu denn, es wird nahezu alles als normal angeschaut. Erst wenn es plötzlich nicht mehr passt, Probleme auftreten, besinnt man sich auf die Füße und nimmt sie überhaupt das erste Mal wahr.

Jeder Körperteil hat bestimmte Ansprüche und Bedürfnisse
Es ist natürlich schön, wenn der Organismus als Ganzheit funktioniert. Das ist ein absoluter Traum und letztlich das Erstrebenswerte für jeden Menschen. Ein Leben frei von Schmerzen und Pein, das wären beinahe paradiesische Zustände. Nur ist dem leider nicht so. Unser Körper ist ein lebendiger Mechanismus. Er funktioniert und in der Regel optimal, ohne dass wir uns irgendwelche Gedanken machen müssen. Oder machen Sie sich jetzt gerade Gedanken darüber, ob die Fließgeschwindigkeit Ihres arteriellen Blutes richtig ist, oder sie ein wenig erhöht werden sollte? Bestimmt nicht, es funktioniert und läuft wie von selbst. Das ist das Faszinierende daran.

Wir stören jedoch den Ablauf
Wir greifen permanent massiv in das System ein, stören den Organismus so oft, wie wir nur können. Quetschen diese wunderbaren, filigranen Füße in zu enge und hohe Schuhe. Schneiden die Nägel seitlich herunter, ziehen Synthetikstrümpfe an und sperren unsere Füße in die Dunkelheit. Sie machen dies jahrelang mit, um nicht zu sagen Jahrzehnte, ohne sich groß zu melden. Wir machen uns

nicht eine Sekunde Gedanken darüber. Es ist, wie es ist und so ist es wunderbar. Wenn eine Störung auftreten sollte, möchten wir sofort geholfen bekommen. Wir schreien nach den Ärzten "Seht zu, dass ihr das Ganze wieder in Ordnung bringt!" Möglichst mit wenig Zeitaufwand und Kosten verbunden.

Selbstverantwortung ist gefragt
Sie selbst sollten wieder Verantwortung für Ihr Leben, Ihren Körper, Geist und Ihre Seele übernehmen. Niemand anders als Sie sind gefragt. Wenn Sie Mist bauen, geht es mit Ihnen nach Hause. Sie werden der Leidtragende sein und davon gibt es genug Menschen, die darüber ein Lied singen können. Sie kennen mit Sicherheit manchen Verzweifelten, der von Pontius zu Pilatus rennt, um wieder die ursprüngliche und selbstverständliche Gesundheit zu erlangen. Manchmal gelingt das eben nicht mehr. Die überfüllten Arztpraxen sprechen eine deutliche Sprache. Es gibt zunehmend chronisch Kranke. Was bedeutet das für Sie? Dass Sie besonders gut auf sich aufpassen.

Ihr Körper benötigt wenig
Das ist das Wunderbare und zugleich Faszinierende. Der Körper ist mit wenig zufrieden, genügsam und funktioniert von selbst. Aber wenn Sie ihn permanent in seinen Abläufen stören und sogar quälen, was soll er da machen? Er hat irgendwann keine Chance und gibt auf. Nach dem Prinzip

„**Der Klügere gibt nach!**"

Die unzähligen Fußdeformationen sprechen eine deutliche Sprache. Haben Sie schon einmal ein Baby gesehen, welches mit einem Hallux valgus, Hammerzehen oder eingewachsenen Zehennägeln auf die Welt gekommen ist? Vielleicht 1:1 Million! Es ist aber kein normaler Zustand. Schauen Sie sich ruhig einmal die Füße, der Menschen an. Zum Beispiel in Schwimmbädern, Saunen oder im

Sommer bei einem Spaziergang. Eine hoch interessante Studie. Und wie finden Sie diese? Doch alles andere, als besonders lustig.

Was nützt ein tolles Äußeres, wenn die Füße verheerend sind

Sie können sich pflegen, tolle Kleidung besitzen, eine moderne Frisur tragen, alles, was einen Menschen glücklich macht. Immer top gestylt, nach der neuesten Mode. Was nützen diese Dinge, wenn die Füße verheerend sind? Den armen Besitzer permanent große Schmerzen plagen?

Barfußlaufen über Stock und Stein

Der Fuß wurde ursprünglich konzipiert, um barfuß über Stock und Stein zu gehen. Wenn Sie heute noch viele Urvölker anschauen, diese laufen alle ohne Schuhe. Geschichtlich betrachtet kam die Schuhmode erst später. Damals gab es aus Fell einen Umhang für die Füße, jedoch niemals ein dermaßen starres Fußgerät, wie seit langem.

Fangen Sie an, ohne Schuhe zu laufen

Wenn sich die Gelegenheit bietet, tun Sie es. Ihre Füße und Ihr restlicher Körper werden es Ihnen mit viel Wohlbefinden danken. Leider sind in unserer Zivilisation die meisten Wege zugeteert, oder betoniert worden. Das bedeutet einen harten Untergrund. Dies ist für das Abrollen der Füße nicht optimal, wie ein weicher Naturboden. Wenn Sie aber in die Natur hinausfahren, werden Sie noch völlig unberührte Flecklein finden. Dort sollten Sie sofort Ihre Schuhe ausziehen und die Freiheit für Ihre Füße in vollen Zügen genießen.

Angst vor Verletzungen

Das höre ich des Öfteren, dass es sehr gefährlich wäre. Ich laufe schon seit Jahrzehnten, barfuß in der Natur und es ist mir noch nie etwas passiert. Außer in der Sauna, da bin ich einmal in Scherben getreten. Da ist aber nicht viel passiert, weil meine Füße sich verändert haben und stabiler geworden sind.

Fangen Sie langsam an

Wichtig ist, dass Sie langsam mit dem Barfußlaufen beginnen. Schritt für Schritt, wie es so schön heißt. Geben Sie Ihren Füßen Zeit, sich an die neue Situation zu gewöhnen, genauso muss natürlich Ihr Geist mitkommen. Je öfters Sie üben, desto eher gewöhnen Sie sich daran. Es wird für Sie zur absoluten Selbstverständlichkeit, als ob es noch nie etwas anderes gegeben hätte. Testen Sie es aus. Geben Sie sich und Ihren Füßen diese Chance.

Kann sein, dass Ihre Achillesferse verkürzt ist und schmerzt
Es kann sein, dass durch die hohen Schuhe, sich die Achillesferse völlig verkürzt hat und Sie das Gefühl haben, hinten herunter zu fallen. Das ist bedenklich und ungesund. Ein weiterer Grund, sich von den hohen Schuhen zu verabschieden.

Ihr Maßnahmenkatalog für fitte und gesunde Füße

Es ist Ihre absolute Pflicht dafür Sorge zu tragen, dass es Ihren Füßen gut geht und diese ihre Aufgaben optimal erfüllen können. Ohne großes „Wenn und Aber!" Wir werden in den nächsten Kapiteln einzelne, wertvolle Maßnahmen anschauen. Dinge, die Sie in Ihren Tagesablauf involvieren.

Gesundheit ist kein Geschenk
Das ist die eine wichtige Erkenntnis. Wenn wir auf die Welt kommen, sind wir im Normalfall mit allem bestückt, was wir Menschen benötigen. Das heißt, wir leben im völligen Gesundheitsüberschuss. Je älter wir werden, desto mehr baut sich das Ganze ab. Erschwerend kommt noch unsere Lebensweise hinzu, die häufig kontraproduktiv ist. Mit dem Endresultat, dass es uns zusehends schlechter geht.

Die heutige Medizin ist fortschrittlich
Ich bewundere zum Beispiel die Notfallmedizin. Es ist faszinierend, was mittlerweile alles möglich ist. Dank dieser Medizin werden viele Leben gerettet. Wenn wir die weitere Medizin anschauen, nun denn, da kann sich jeder selbst seine Gedanken machen, in wie weit das alles gut ist. Hier ist es die Pflicht von jedem Einzelnen, selbst zu entscheiden, ob er auf die reine Schulmedizin setzt, oder lieber auf die ganzheitliche Medizin.

Was wollen Sie genau
Die Frage hilft, sich ernsthaft darüber Gedanken zu machen. Was will ich, will ich wirklich und wo soll es mit mir hingehen? Nur, der Wunsch möglichst lange gesund zu bleiben, reicht nicht aus.

Von selbst ist das leider nicht zu stemmen. Nur in Aktion zu treten, wenn eine Störung, respektive eine Krankheit vorhanden ist, scheint mir äußerst unklug zu sein. Also bauen Sie ein regelmäßiges Gesundheitsprogramm in Ihr Leben ein.

Ich habe keine Zeit

Wie oft habe ich das schon gehört „Ich habe keine Zeit!" Es ist die schlimmste Lüge, die es überhaupt gibt. Es stimmt nicht, denn jeder hat jeden Tag 24 Stunden zur Verfügung. Die Frage ist vielmehr „Wie teile ich mir diese Zeit ein? Was mache ich daraus? Was dient und was schadet mir und meiner Gesundheit?" Solche Fragen werden aber kaum gestellt. Man nimmt alles als gegeben hin und hofft, dass es möglichst ewig so bleiben wird.

Massage für Ihre Füße

Massage ist etwas sehr Schönes. Ich bin erstaunt, wie wenig Menschen sich so etwas Gutes gönnen. Für alles ist Geld vorhanden, nur nicht für sein eigenes Wohlbefinden. Da wird lieber fleißig geraucht, Latte macchiato, Milchkaffee, ein Bierchen, Prosecco oder ein Wein getrunken, anstatt einen Teil des Geldes in seinen eigenen Körper zu investieren.

Der Arzt ist zuständig

Wie häufig habe ich diese Aussage gehört. Der Arzt ist zuständig, dafür wird er bezahlt. Das hört sich doch gut an, die Ärzte für die eigene Gesundheit und für das Wohlbefinden zu benutzen, oder zu degradieren. Welch immense Geduld diese Zunft haben muss, um mit den ganzen Jammerern klarzukommen. Da muss der Beruf schon Berufung sein, um dermaßen darin aufzugehen. Viel sinnvoller ist es, selbst die Verantwortung zu übernehmen und sich nie auf andere zu verlassen.

Meine Krankenkasse ist zuständig

Das finde ich ungeheuerlich. Wenn die berühmte Frage gestellt wird „Zahlt das die Kasse?" Wenn ja, wird es vielleicht gemacht. Wenn nein, natürlich auf keinen Fall. Für vieles ist Geld vorhanden, nur für das eigene, körperliche Wohlbefinden ist nichts übrig. Nicht die Kassen sind zuständig, sondern Sie.

Dank dem Wellness-Boom ändert es sich langsam, aber sicher

Da die Krankenkassen weniger bezahlen, oder erstatten. Durch den großen Wellness-Boom, kommt es zur permanenten Veränderung. Wenn ich da 20 Jahren zurückgehe, als ich Hotels besuchte, war es immens schwierig, die Hoteliers davon zu überzeugen, wie wichtig und gut Wellness ist. Viele haben es damals nicht verstanden und meinten, das wäre völlig unnötig. Sie hätten einen Masseur oder Physiotherapeuten, das würde ausreichen. Aber mit Kosmetik und den ganzen Sachen würden sie nicht anfangen. Mittlerweile sind wir soweit, dass es kaum ein Hotel, ohne eine Wellnesseinrichtung gibt.

Massieren Sie regelmäßig Ihre Füße
Wenn Sie bedenken, welch harte Arbeit die Füße verrichten, ist es erstaunlich, wie lange diese ihre Funktion aufrechterhalten. Auf dieser kleinen Fläche muss unendlich viel Gewicht getragen werden. Unglaublich und häufig sogar noch im übergewichtigen Bereich. Als wäre dies nicht genug, muss das Schuhwerk, die Füße noch in bestimmte Richtungen zwingen. Diese Aspekte verändern die Statik enorm. Da ist eine entspannende, wohltuende Massage eine reine Wohltat.

Ich kann es mir nicht leisten
Nun denn, aus welchen Gründen auch immer. Da besteht jedoch wenigstens die Möglichkeit, seine Füße selbst zu massieren. Darauf erhalte ich meist die Antwort „Ich kann das nicht!" Für mich ist das eine reine Alibistory. Die alten Geschichten von „Ich würde ja schon gerne, aber.................!" Alles Blödsinn und so sollte man sich nicht verkaufen. Natürlich können Sie, wenn Sie wirklich wollen. Da ist es wesentlich ehrlicher zu sagen „Ich habe keine Lust!" Das entspricht der Wahrheit. Das Schlimmste ist, sich zu belügen. Das sollten Sie nie tun.

Es gibt genügend Kurse oder Bücher
Zum Thema Fußmassage gibt es genügend Kurse, oder gute Literatur. Aus Büchern eine Massage zu erlernen, halte ich aber für relativ komplex, vor allem wenn man noch nie etwas damit zu tun hatte. Wenn ich da mich anschaue, ich habe noch nie aus einem

Buch, eine neue Behandlung gelernt, weil es zu kompliziert ist. "Life ist life" und hilft einem sofort, ein Gefühl dafür zu entwickeln. Also ist die nächste Alternative sich einen Kurs, oder Lehrgang zu gönnen. Da taucht für viele das nächste Problem auf. „Wo finden solche Kurse statt?" In etlichen Volkshochschulen und Vereinen werden Kurse angeboten. Teilweise auch in Gesundheitsvereinen oder von Firmen, die sich mit dem Thema Fuß beschäftigen, so wie Fußpflegepraxen.

Sie buchen eine private Ausbildung

Eine weitere Alternative ist, anstatt einen Kurs zu belegen, fragen Sie einen Fachmann, wie Masseur, Fußpfleger, Beauty&Wellness-Spezialist, ob er bereit ist, Sie an einem Abend in die Geheimnisse der Fußmassage einzuweihen. Sicherlich wird nicht jeder davon begeistert sein und hat Angst, seine Geheimnisse preiszugeben. Das ist natürlich Blödsinn! Es geht nur um Sie und Ihre Füße. Das müssen Sie kommunizieren. Und wenn einer das nicht machen will, suchen Sie sich den nächsten. Das ist wahrhaftig kein Problem. Es gibt genügend von diesen Leuten.

Die Krönung ist natürlich, sich verwöhnen zu lassen

Es gibt nichts Schöneres, als sich behandeln zu lassen. Sprechen Sie mit Fachleuten. Wenn es die Kasse nicht zahlt, ein Abonnement ist günstiger und hilft, dass Sie sich regelmäßig behandeln lassen. Einmal eine Massage ist nett, wird aber nichts Großes bewirken. Vor allem keinen andauernden Erfolg erzielen.

Tun Sie es

Setzen Sie es sich zum Ziel und bleiben Sie dabei. Sie werden eine für Sie optimale Lösung finden. Wenn es nicht der Erste ist, suchen Sie, bis Sie den passenden Therapeuten finden, der Sie behandelt. Sie müssen sich wohlfühlen, dadurch kommt der Spaß und die Freude von selbst. Beweisen Sie Durchhaltevermögen.

Keine Streicheleinheiten

Darauf müssen Sie achten, denn Streicheleinheiten können Sie sich von Ihrem Partner holen. Was Sie benötigen, ist eine intensive und zupackende Massage. Es soll etwas bewegt werden. Wenn ein Behandelnder meint, er müsste Ihre Füße streicheln, sagen Sie ihm, dass Sie es gerne fester möchten. Wenn er es daraufhin nicht ändert, oder davon redet, dass die Massage nicht so stark sein darf, gehen Sie. Lesen Sie hierzu mein Buch „Wahrheit und Klarheit im Kosmetik- und Wellness-Institut!" Dort erhalten Sie wertvolle Inputs, zu diesem Thema.

Die Gymnastik

Neben der wohltuenden Fußmassage ist Gymnastik eine tolle Hilfe, um die Füße wieder in den absolut beweglichen Bereich zu bringen. Beweglichkeit ist durch nichts zu ersetzen. Je unbeweglicher Ihre Füße werden, desto schlimmer die Schmerzen. Wenn Sie noch die Fußreflexzonen mit einbeziehen, wissen Sie sehr wohl, was das letztlich bedeutet. Arbeiten Sie intensiv daran und Sie werden unendlich viel Freude erleben.

Machen Sie täglich Gymnastik
Wie bei allem im Leben führt es nur zum Erfolg, wenn Sie es regelmäßig durchführen. Wo ist das Problem, morgens nach dem Aufstehen ein paar Körperübungen zu absolvieren? Ihr Körper wird dadurch viel elastischer und der Degenerationsprozess verlangsamt. Verhindern kann man ihn leider nicht, jedoch Sorge tragen, dass es langsam vonstatten geht.

In der Gruppe oder alleine
Ich mag zum Beispiel nicht das Gruppengeschehen. So ziehe ich es vor, für mich die Übungen durchzuführen. Dies gibt mir die Möglichkeit, dass ich nicht extra dislozieren muss, sondern das Ganze in den eigenen vier Wänden absolvieren kann. Oder wenn ich unterwegs bin, während der Zugfahrt, im Bus, im Auto, außer natürlich, wenn ich gerade selbst fahre. Im Lokal, in der Sauna und an vielen weiteren Orten. Es gibt unendlich viele Möglichkeiten, etwas für seine Beweglichkeit zu tun.

Fangen Sie sofort an
Das Problem ist meist, dass wir uns etwas vornehmen und nicht unverzüglich loslegen. Bis es soweit ist, haben wir es in der Regel

bereits vergessen. Einige Monate oder auch Jahre später erinnern wir uns daran und haben dadurch Jahre verloren.

Haben Sie angefangen

Bestimmt nicht, denn so ticken ungefähr 98% der Menschen. Sie wollen sicherlich weiterlesen um zu schauen, was ich noch alles geschrieben habe. Dazu kommt, dass Sie keine Kenntnisse davon besitzen, welche Fußgymnastik es gibt. Hier ein paar Übungen:

- Zehen kreisen
- Im Wechsel auf der Ferse und Zehenspitze laufen
- Mit den Zehen ein Taschentuch greifen
- Mit den Zehen ein Bleistift greifen
- Zehen spreizen
- Auf dem Fußaußenlängsgewölbe laufen
- Auf dem Fußinnenlängsgewölbe laufen

Es gibt noch mehr Varianten. Hier gilt genau das Gleiche, wie bei der Massage. Lernen Sie es, aber bitte nicht zu viel auf einmal. Sonst läuft man Gefahr, es sofort wieder zu lassen.

Die Bäder

Fußbäder, mit wunderbaren Zusätzen erfrischen und stärken die Füße. Da hat sich das aufsteigende Fußbad gut bewährt. Gestartet wird mit 35° und unter Zugabe von ganz heißem Wasser, die Temperatur innerhalb von einer halben Stunde auf 45° erhöht. Zum Schluss eiskalt abgeduscht, eine wunderbare Wohltat, die sich auf den gesamten Körper auswirkt. Wenn man das nicht von Hand machen will, gibt es eine Wanne zu kaufen. Die Firma Schiele ist der Ansprechpartner.

Was sollen Fußbäder bewirken

Das werde ich oft gefragt. Ein wenig Wasser an die Füße und dann? Tja, dann unendlich viel. Ein Fußbad beruhigt, harmonisiert und entspannt. In der heutigen Zeit wäre dies öfters erforderlich. Auch hier bewirkt einmal, überhaupt nichts.

Kaltes Fußbad

Eine weitere Hilfe ist das eiskalte Fußbad, oder auch Wassertreten genannt. Ein paar Minuten intensives Wassertreten stärken den kompletten Organismus.

Warmes Fußbad zwischen den Saunagängen

Nach dem Saunagang kurz ins Freie zum Abkühlen, dann eiskalt duschen, ins Tauchbecken und danach ein wunderbares, heißes Fußbad tut sehr gut. Wie bei allem, Sie können es jetzt glauben, oder nicht. Ich habe mir eines angewöhnt, wenn ich etwas nicht glaube, oder unsicher bin, teste ich es. Danach habe ich ein klares Empfinden dafür, ob es mir gut tut oder nicht.

Füße hochlegen

Dies ist so wirksam, weil es sich häufig um absolute Banalitäten handelt, tun es die meisten nicht. Oft weil sie keine Ahnung davon haben. Das ist schade, denn wirkungsvolle Maßnahmen sind in der Regel meist leicht ins tägliche Leben zu integrieren.

Die Füße sind den ganzen Tag belastet

Beim Laufen, Sitzen, Stehen, tragen die Füße die Last unseres gesamten Gewichts. Für eine gute Durchblutung nicht optimal. Eines hat sich bewährt, stets die Gegenbewegung oder Position einleiten. Das heißt, was unten ist, muss zur Entlastung öfters auch nach oben. Wenn man dieses beherzigt, sorgt man für einen hundertprozentigen, gesunden Ausgleich.

Legen Sie so oft wie möglich Ihre Beine hoch

Ich mache das bei jeder Gelegenheit. Sorge dafür, dass ich so oft wie möglich, meine Beine und Füße entlaste. Es ist eine immense Wohltat. Ich erlebe das häufig, zum Beispiel beim Zugfahren. Wenn der Platz es zulässt, ziehe ich die Schuhe aus und lege meine Füße hoch. Wenn ich zwecks Bewegung und Studienzwecken durch den Zug gehe, sehe ich kaum jemand, der dies tut. Das zeigt mir die Unkenntnis der Menschen auf.

Gewöhnen Sie sich daran

Die Macht der Gewohnheit ist riesig und hindert uns neue Abläufe zu übernehmen. Es dauert im Schnitt 200 Mal, bis sich ein neues Muster eingeprägt hat, dass das alte völlig überspielt wird. Hier beginnt genau das Problem, dass die wenigsten Durchhaltevermögen an den Tag legen. Das heißt im Klartext, in die Planung gehen, es umsetzen und kontrollieren, dass es geschehen ist.

Sie fühlen sich leichter und entlasteter

Genau um das geht es. Es soll Ihnen besser und besser gehen. Das ist kein Geschenk des Himmels. Wie letztlich überhaupt nichts. Helfen Sie mit, dass es Ihrem Körper gut geht. Wir müssen ihn unterstützen. Fordern eh schon viel von ihm, aber dadurch geben wir ihm immens viel zurück.

Ich kann mir das nicht leisten

Wie oft wird diese Aussage getätigt. Schlimm, wenn man dermaßen durch die Welt geht. Die Frage muss lauten „Kann ich es mir leisten – es mir nicht zu leisten?" Darauf erhalten Sie schnell eine glasklare Antwort. Denn der Preis, welcher bezahlt werden muss, wenn man sich nichts für seine Gesundheit leistet, ist hoch.

Ich habe zu wenig Geld

Wieso haben Sie zu wenig Geld? Entweder verdienen Sie zu wenig, oder geben zu viel aus. Beides ist ungesund und auf Dauer alles andere, als gut und vernünftig. Hier gilt es unbedingt Abhilfe zu schaffen. Das klappt nicht über Nacht, sondern ist ein längerer Lern- und Umstimmungsprozess. Reich wären gerne viele, dass man dafür aber etwas tun muss, daran denken die wenigsten.

Die Reichen haben Glück gehabt

Bis jemand zu Vermögen gelangt, muss vorher einiges passieren. Es ist kein Geschenk des Himmels, wie viele annehmen, oder hat etwas mit Glück zu tun. Es ist die eigene Einstellung zum Geld und die daraus folgenden Aktivitäten, die dahin führen. Einen hohen Nutzen für die anderen Menschen bieten, ist eine der wichtigen Maxime.

Was kann ich für andere tun, ist die Frage

Die Frage der meisten ist „Was können die anderen für mich tun?" Das ist das große Problem, der Sozialgesellschaft. Ein Staat mit Vollkaskomentalität und deren Bürger kann auf Dauer nicht funktionieren. Woher soll das Geld kommen? Dies ist eine lange Geschichte und sicherlich nicht das Thema von diesem Buch. Hier geht es um Ihre Füße. Wenn Sie finanziell etwas verändern möchten, fragen Sie nach unserem Geldseminar.

Geld sollte nie ein Hinderungsgrund sein
Wenn Sie zu wenig Geld besitzen, ist einiges schief gelaufen. Nur können wir jetzt mit den kaputten Füßen nicht darauf warten, dass durch neue Wege und Maßnahmen, irgendwann der Geldregen einsetzen wird. Das würde zu lange dauern und die Füße wären bis dahin total deformiert.

Welche Qualitäten besitzen Sie
Was können Sie, was andere nicht können? Wo sind Sie richtig gut? Welche dieser Eigenschaften benötigen Ihre Mitmenschen? Sagen Sie nicht gleich „Ich kann nichts!" Es gibt in Ihrem Leben eine Eigenschaft, die Sie besonders auszeichnet. Wenn es Ihnen nicht sofort einfällt, machen Sie sich darüber Ihre Gedanken. Sie werden diese finden.

Was machen Sie mit Ihrem Können
Anwenden, heißt das Thema. Bieten Sie anderen Menschen das, worin Sie besonders gut sind. „Das kann ich nicht!" Ich kenne leider solche Aussagen. Dabei müsste es heißen „Dazu habe ich keine Lust! Ich bin mir zu schade dafür!" Das würde eher der Wahrheit entsprechen. Ich muss mich auf den Weg machen, von alleine tut sich nichts. Da sind nicht die anderen schuld. Sie müssen sich bewegen und nicht warten, dass sich alles von selbst löst. Das geschieht nur im Märchen.

Sollten Sie tatsächlich nichts können und wollen
Dann wird es höchste Zeit, eine andere Einstellung zum Leben zu bekommen. Ihnen würde es dadurch besser gehen und Sie wären glücklicher. Gehen wir davon aus, Sie hätten ernsthafte Fußprobleme, die Krankenkasse zahlt nichts. Sie haben kein Geld und möchten kein Tauschgeschäft machen, dann wird es eng. Da bleibt die Möglichkeit, sich mit einem Fußpfleger zu befreunden und zu hoffen, dass es umsonst gemacht wird. Wenn nicht, haben Sie die

Wahl, sich die notwendigen Spangenutensilien zu kaufen und zu probieren, dass Sie diese selbst setzen können.

Sie können Ihren Partner um Hilfe bitten

Bei Massagen ist das sicherlich nicht das Problem. Man kann sich gegenseitig die Füße massieren, das ist die kleinste Übung. Oder auch zusammen Fußgymnastik machen. Bei der Spangen-Technik wird es schon schwieriger, weil man Erfahrung benötigt, damit nachher der Schaden nicht noch größer wird.

Ansonsten bieten Sie ein Tauschgeschäft an

Das ist leider in unseren Breitengraden ziemlich verpönt. Schade, denn Tauschgeschäfte sind eine alte und bekannte Handlungsart. Dienstleistungen werden getauscht und somit braucht man kein Bargeld in die Hand zu nehmen. Wenn Sie das Gefühl haben, das ist eine Möglichkeit für Sie, bieten Sie es an. Denn ohne, dass Sie darüber sprechen, bleibt es beim alten Geldgeschäft und Sie dürfen auf kein Wunder hoffen. Ich wünsche Ihnen viel Erfolg dabei.

Ich bin zu alt

Das ist ein blöder Spruch, den die meisten bringen. „Ich bin zu alt!" Für was denn? Natürlich, wenn Sie morgen sterben, benötigen Sie heute keine Nagelspange mehr, ebenso wenig wie eine Fußmassage, Gymnastik, Bäder und Wechselduschen. Da zählen andere Prioritäten. Ich gehe davon aus, dass Sie gerne mit Ihrem Alter kokettieren, um von den Mitmenschen zu hören, dass dem nicht so ist. Dies ist auch eine Form, sein Leben „sinnvoll" zu verbringen.

Solange Sie leben, sind Sie nicht zu alt
Vergessen Sie das bitte nie. Prägen Sie sich diesen Satz tief in Ihr Inneres ein. Wenn Sie ihn oft genug wiederholen, wird er zur Wirklichkeit und Sie werden langsamer alt. Alter hat mit der geistigen Einstellung zu tun. Wie kommt es zum Beispiel, dass es 60-jährige gibt, die bereits seit Jahren im Altersheim leben und 90-jährige, die noch im Berufsleben stehen? Erfolgreich sind, geistig und körperlich überdurchschnittlich rege.

Aufwachen und Sorge tragen
Wachen Sie auf und nehmen Sie Ihr Leben in Ihre eigenen Hände. Auf was wollen Sie warten? Wollen Sie sich schon aufs Sterben vorbereiten? Vielleicht finden Sie das jetzt frech, das macht nichts. Ich finde es unmöglich, so etwas zu erzählen. Solange Sie am Leben sind, nehmen Sie das Zepter sofort in die eigenen Hände. Werden Sie zum Designer Ihres Lebens und machen eine Meisterleistung. Man ist nie zu alt!

Schauen Sie nicht in die Vergangenheit
Das machen leider die meisten Menschen. Das bringt nichts. Wenn Sie zurückschauen, verpassen Sie in dem Moment die Gegenwart und dadurch können Sie sich nicht auf die Zukunft vorbereiten.

Was zählt, ist der Moment, genau im „Hier und Jetzt!" Denn in diesem Augenblick leben Sie voll und ganz. Jetzt können Sie Entscheidungen fällen, alles Nötige tun und veranlassen, damit Sie ein schönes, bereicherndes Leben führen können. Wenn Sie von dieser Erde gehen, dürfen Sie dadurch sagen

„Ich habe mich 100% gelebt!"

Das Schuhwerk

Bevor Sie in Zukunft wieder irgendwelche Schuhe auf die Schnelle kaufen, machen Sie sich erst einmal Gedanken, ob diese auch wirklich für die Füße passend sind. Wenn nein, verzichten Sie lieber darauf. Es gibt genügend Firmen, die schöne breite Schuhe herstellen, die absolut fußgerecht sind.

Schauen wir uns die Fußform an

Wenn wir die Fußsohlen anschauen, sehen wir die schmale Ferse und von dort aus geht es, wie ein immer breiter werdender Fächer, hin zu den Zehen. Auf die Schuhe umgesetzt, heißt das im Klartext, dass diese hinten an der Ferse schmal sind und nach vorne breit werden. Nun schauen wir die Schuhe an, bei denen verhält es sich genau umgekehrt. Vorne richtig schmal und spitz.

Die Zehen werden durch spitze Schuhe gequetscht

Die Zehen sind fächerförmig angelegt und werden durch spitze Schuhe zusammengedrückt, oder besser gesagt gequetscht. Das vordere Quergewölbe hält irgendwann diesem Druck nicht mehr Stand und bricht förmlich zusammen. Dadurch entsteht der Senkfuß. Wahnsinn, bei wie vielen Menschen das diagnostiziert wird. Durch den Senkfuß entsteht ein Spreizfuß. Nur dieser hat durch die Enge der Schuhe überhaupt keine Chance.

Die Zehen fangen an sich zu deformieren

Durch den Senk- und Spreizfuß, das nicht nachlassende Drücken, fangen die Zehen an, aus den Zehengrundgelenken zu springen und legen sich teilweise sogar übereinander. Davon haben Sie bestimmt schon gehört und es teilweise gesehen. Man nennt dies Hammer- oder Krallenzehen. Durch den Druck wandert die Großzehe zu den kleinen Zehen und ein „Hallux valgus," oder auf Deutsch übersetzt ein Ballen, ist entstanden. Dies geht meist mit einer schmerzhaften Entzündung einher.

Kein sehr schönes Bild, welches sich darstellt

Der gesamte Vorderfuß sieht aus wie eine Trümmerlandschaft. Die Zehen liegen über- oder untereinander. Die Großzehe hat sich zu einem riesigen Ballen mutiert. Es entstehen Hühneraugen als Folge des riesigen Druckes. In dem Moment, wo die Haut Druck verspürt, hat sie die klare Aufgabe, das darunter liegende Gewebe und die Gelenke zu schützen. Folglich legt sie mit der Produktion von Hornhaut los. Wenn sich die Hornhaut flächenmäßig nicht ausbreiten kann, geht es in die Tiefe. Durch die Spiegelung glaubt man einen Dorn zu erkennen.

Die Großzehe leidet

Als Krönung entstehen dadurch eingewachsene Nägel. Das Bild ist perfekt, zumal der Prozess nicht schmerzfrei vonstatten geht. Mich erstaunt, mit welch stoischer Ruhe, die Menschen dies alles auf sich nehmen und wie viele doch masochistisch veranlagt sind.

Was ist nun zu tun

Wenn das Kind erst einmal in Brunnen gefallen ist, ist das Geschrei immens. Ich kann nur an jeden einzelnen Fußbesitzer appellieren, dass er vernünftig ist oder wird. Er sollte die Modetrends nicht mitmachen. Das Geschenk, welches du dadurch erhältst, nämlich gesunde Füße, sind mehr wert, als in den eigenen Augen und in denen der anderen, ein wenig schick zu sein. Die anderen werden dir deine Schmerzen und Qualen bestimmt nicht abnehmen. Du wirst alleine damit klarkommen müssen.

"Ja, aber"
Es gibt wahrhaftig kein „Ja, aber!" wenn es um die Gesundheit geht. Das ist pervers, dermaßen zu argumentieren „Meine Mutter und sogar meine Oma hatten solche Füße. Das ist Vererbung, da kann man nichts machen." Das Einzige, was vererbt wurde, ist die Vorstellung, solche Schuhe anzuziehen, weil es schick ist. Man unbedingt den neuesten Modetrend mitmachen muss.

Wenn es soweit ist, was kann man dann tun
Die Frage ist, in welchem Stadium befinden sich die Füße? Wenn sie deformiert, oder wie der Volksmund sagt, „verkrüppelt" sind, wird es eng. Jetzt hängt es davon ab, wie lange die Fußdeformation vorhanden ist. Je länger dieser Prozess dauert und je stärker die Füße verhärtet sind, desto weniger kann man auf natürlichem Wege etwas unternehmen.

Im Anfangsstadium
Am Anfang, wenn es langsam losgeht, hilft Massage und Gymnastik. Man erreicht dadurch wieder eine schöne Beweglichkeit. Jedoch ohne anderes Schuhwerk, wird das sofort zunichte gemacht. Darüber muss man sich im Klaren sein. Wenn Hilfe, dann

auf der ganzen Linie und nicht einseitig. Die wenigsten sind aber bereit, diesen kleinsten Weg überhaupt einzuschlagen.

Wenn wir mitten im Prozess sind

Auch dann haben wir noch eine reelle Chance. Was wir jedoch auf natürliche Art und Weise nicht mehr schaffen, ist die Zehen wieder in die normale Position zu bringen. Wenn sie erst einmal aus den Zehengrundgelenken gesprungen sind, gibt es kein Zurück. Wenigstens jedoch eine schöne Beweglichkeit, denn das Problem der Steifheit bereitet zusätzliche Schwierigkeiten.

Im Endstadium

Da heißt es, damit leben oder was viele machen, operieren. Ich persönlich habe solche Angst vor Operationen, dass ich liebend gerne darauf verzichte. Zumal jede Operation ein Risiko darstellt. Wer das verleugnet oder verniedlicht, da muss ich nachfragen „Wieso muss vor jeder Operation eine Erklärung unterschrieben werden, in der Sie auf alle Risiken hingewiesen werden?" Sie tragen in letzter Konsequenz die gesamte Verantwortung. Ist Ihnen das bewusst?

Die verschiedensten Operationen

Ich bin oft über den Leichtsinn des Menschen erstaunt. Wenn etwas nicht stimmt, heißt es schnell „Das lasse ich mir kurz operieren!" Alles kein Problem, mit Operationen kann man vieles aus der Welt schaffen und dann geht es wieder normal weiter.

Hallux valgus

Die Operationen werden immer feiner und eleganter. Ich möchte hier im Einzelnen nicht auf die Techniken eingehen. Da finden Sie im Internet genügend Plattformen, die das exakt beschreiben. Ich fasse es kurz zusammen, sonst würde es den Rahmen dieses Buches sprengen. Der Ballen wird entfernt und schon passt es wieder. Wissen Sie wie lange? In der Regel genau so lange, wie die Menschen vernünftig sind. Wenn aber wieder die gleichen Schuhe angezogen werden, ist die Wahrscheinlichkeit groß, dass innerhalb kürzester Zeit der Ballen erneut entsteht.

Hammer- oder Krallenzehen

Je nachdem, welche Zehe betroffen ist, wird der mittlere Zeh amputiert, damit Platz vorhanden ist, oder das Zehenmittelgelenk entfernt. Hier genau das gleiche Spiel, wie beim Ballen. Trägt man dieselben Schuhe, wie vor der Operation, ist eine weitere Deformation angesagt.

Es gibt noch weitere Operationsmöglichkeiten

Ich finde es verrückt, dass man es so weit kommen lässt. Der Weg dorthin ist spür- und erfahrbar. Es ist nicht so, als würde das über Nacht geschehen. Operationen sind für mich die letzte Wahl, Vorbeugen die erste. Nur, leider ist unser gesamtes System weniger auf Prophylaxe aufgebaut, das heißt schlicht und einfach „Bürger werde mündig und kümmere dich gefälligst um deine Gesundheit und dein Leben. Komme endlich weg, von dieser Vollkaskomentalität." Die meisten denken aber anders „Ich kann machen was ich will. Wenn es Probleme gibt, sind genügend Möglichkeiten und Institutionen vorhanden, die mir helfen werden!"

Die eingewachsenen Nägel

Werden entweder wegoperiert, die Nagelplatte gezogen, das Nagelbett zertrümmert oder die Großzehe verkleinert. Es gibt etliche Varianten, um den gesamten Problemen zu Leibe zu rücken. Was sinnvoll ist und was weniger, nun denn, das zeigt sich erst im Nachhinein.

Die Strümpfe

Lassen Sie uns kurz über die Strümpfe sprechen. Auch diese sollten sich möglichst fußgerecht darstellen. Das tun die meisten aber nicht. Durch die Sockenspitze entstehen wieder Probleme. Oft wird dies nicht geglaubt, doch schauen wir es uns gemeinsam an.

Ein junges Mädchen von 7 Jahren und ihre Strümpfe

Die kleinen Füße waren am Deformieren. Das Problem ist, dass viele Kinder zu kleines Schuhwerk tragen. Oft bis zu drei Nummern. Dies ist insofern kein Problem für die Kinderfüße, da diese noch elastisch sind. Die Eltern passen nicht auf, die Schuhverkäufer auch nicht unbedingt. So bekommt das Kind zu kleine Schuhe gekauft und die Füße werden gequetscht. Dadurch entstehen Schäden fürs das gesamte Leben. Auf Empfehlung kaufte eine Mutter schöne, breite Schuhe und wunderte sich, dass die Füße nicht besser wurden. Bis wir herausfanden, dass die Socken das Werk von zu engen Schuhe übernahmen.

Socken werden zu klein gekauft

Socken sollten eine Nummer größer gekauft werden. Dann ist unbedingt darauf zu achten, dass die Socken vorne schöne breit gestrickt oder gewebt sind. Viele Sockenhersteller haben sich der Schuhmode angepasst. Sie produzieren Socken, die vorne genauso spitz zu laufen. Je nachdem, aus welchem Material diese sind, quetschen sie die Zehen. Natürlich subtiler als die Schuhe, jedoch in Kombination Gift für die Füße.

Socken dehnen

Eine schöne Hilfe ist, dass die Socken vor dem ersten Anziehen aufgerollt und gedehnt werden. Dadurch werden sie breiter, Sie können leichter einsteigen und die Füße werden nicht gedrückt. Die Gegenargumentation, die ich oft höre „Da gehen die Socken kaputt!" Ich mache das schon seit Jahren und meine Socken haben genau solch eine Haltbarkeit, wie vorher.

Tun Sie es

Wie bei allem im Leben, es nützt Ihnen leider nichts, wenn Sie diese Vorschläge und Informationen lesen und nichts ändern. Nur angewandt kommt es zu den gewünschten Ergebnissen. Tun Sie es, geben Sie sich die Chance und Sie werden viel mehr Freude an Ihren Füßen haben.

Eltern tragen Verantwortung für die Füße ihrer Kinder

Darüber sind sich die meisten Eltern überhaupt nicht bewusst. Sie übernehmen genau das gleiche Spiel, welches sie von ihren Eltern kennen. Ob es für die Füße gut ist, oder nicht. Es wird sich zu wenig Gedanken gemacht. Das ist schade und vor allem unklug, denn Ihre armen Kinder sind auf Sie angewiesen. Sie können nicht anders, als das Spiel der Eltern mitzumachen.

Eltern verlassen sich auf andere
Da geht man zu irgendwelchen Institutionen, lässt sich die Füße kontrollieren und je nachdem, wird gehandelt. Das kann man natürlich machen, und wenn man Schuhe benötigt, muss man auch ins Schuhgeschäft. Es ist jedoch immer besser, selbst um die Dinge zu wissen. Wie sind die Füße aufgebaut, schaut es mit dem Wachstum aus? Was ist für die Füße wichtig? Was benötigen diese und was nicht? Was schädigt die Füße massiv? Wie kann man bei Störungen, sofort Abhilfe schaffen?

Werden Sie zu mündigen Menschen, oder auch Patienten
Ich finde es wichtig, dass Sie Bescheid wissen. Bilden Sie sich weiter! Früher war das nicht so leicht. In der heutigen Zeit des Informationszeitalters, ist dies ein Kinderspiel. Es hat noch nie in der Menschheitsgeschichte, so viele Bücher zu den einzelnen Themen gegeben. Das Internet, als eine nie versiegende Quelle. Natürlich gibt es auch Unsinn. Da gilt es die Spreu vom Weizen zu trennen. Arbeiten Sie intensiv daran. Sie erreichen dadurch eine größere Unabhängigkeit, um die geht es schlussendlich.

Beherrschen Sie das 1x1
Sie sind dadurch in allen Entscheidungen gewandter und zielsicherer. Sie wissen, um was es geht, Ihnen gut tut und was nicht. Lernen Sie, lernen Sie, lernen Sie, das ist die Botschaft! Wer glaubt, dass er genug weiß, fertig ist, ist in der Tat fertig.

„Lebenslanges Lernen!"

Ist das Thema und wird es bleiben. Ich wünsche Ihnen dabei viel Spaß und Erfolg. Es ist spannend, immer mehr zu wissen und zu können, ein wunderbares Gefühl.

Gehen Sie als Wissender zu den Fachleuten
Wenn Sie als Wissender zu den Fachleuten gehen, haben Sie eine andere Ausgangsbasis. Wer nichts weiß, ist völlig ausgeliefert und kann nur auf sein Gefühl hören, das ist nicht gut. Gefühl ja, jedoch immer in Kombination mit dem Verstand. Nur dieser muss ausgebildet sein, damit es eine optimale Symbiose ergibt. Wenn Sie selbst ein kleiner Profi sind, können Sie ganz anders fragen und sehen zugleich, was Ihr Gegenüber zu berichten hat. Entscheiden, ob das im grünen Bereich liegt oder total abgedreht ist.

Dumm sein ist nicht schlimm – aber dumm bleiben

Ist das nicht eine wunderbare Aussage? Wenn ich diese anwende, ärgern sich viele. Sie fühlen sich sofort persönlich angegriffen und in Ihrer Ehre verletzt, oder gekränkt. Alleine das ist schon krankhaft, denn es gibt überhaupt keinen Grund dazu. Wozu auch, es ist doch wesentlich sinnvoller, die Dinge aufzunehmen, zu speichern und überprüfen, ob da ein Funke Wahrheit ist. Wenn ja, wäre man ein Narr, würde man nicht etwas ändern. Wenn nein, wird es sofort über Bord geworfen. Wieso soll man sich mit Dingen belasten, die uninteressant sind?

Ich hatte mich früher oft geärgert
Es war meine Passion, mich zu ärgern und es gab genügend Gründe. Das Problem ist, wenn man sich ärgert, dass es nicht bei dem Moment bleibt, sondern es passiert in Serie. Was nützt es, permanent alten Kaffee aufzuwärmen? Überhaupt nichts, denn es zerstört die Gegenwart und es gibt keine Lösung für die Zukunft. Also schenken wir uns das lieber. Lernen wir aus der Situation und machen es das nächste Mal besser.

Dieser Aspekt kann nie genug wiederholt werden
Sie kennen bestimmt genug Menschen, die sich im Ärger laben und baden, immer wieder aufs Neue. Dies ist kein guter Zustand, kostet unnötig viel Lebensenergie und Substanz, die für Wichtigeres eingesetzt werden kann, für Ihre Ziele!

Schreiben Sie sich auf die Fahne „Nie mehr ärgern"
„Wenn das so einfach wäre!" Ich weiß und damit ist es für viele wiederum gelaufen. Das ist unendlich schade und unnötig. Alles, was ich nicht kenne, ist am Anfang schwer und ungewohnt. Je länger man sich damit befasst, desto normaler wird es und eines Tages ist es eine absolute Selbstverständlichkeit, als hätte es nie etwas anderes gegeben.

Fangen Sie heute noch an
Bitte, niemals warten! Der Gedanke ist bereits der erste Schritt, in eine neue Welt, ohne Ärger. „Manchmal muss ich mich aber ärgern!" Das ist Blödsinn! Sie müssen wirklich nichts. Sie können sich ärgern, wenn Sie es unbedingt tun möchten, es gibt jedoch keine Verpflichtung dazu. Also können Sie es sich schenken.

Wir können nicht gegen die Naturgesetze verstoßen

Dies ist das entscheidende Thema. Viele Dinge sind klar und werden es bleiben, ob ich das wahrhaben möchte, oder nicht. Je früher ich dies begreife, desto besser geht es mir und umso leichter komme ich durchs Leben. Ist das nicht erstrebenswert?

Die Natur wird immer recht behalten
Die Menschen verstehen es häufig nicht. Wir meinen, dass man alles verändern kann, was seit Jahrtausenden seinen Lauf hat und festgeschrieben steht. Wenn wir uns dagegen aufbäumen, und meinen es besser zu wissen, werden wir das entsprechende Resultat erzielen. Das Wehgeklage ist groß und die Frage „Wieso gerade ich, ich habe doch niemanden etwas zuleide getan?" Überhaupt niemandem, außer dir selbst und das ist genug.

Das Gesetz der Statik
Jeder Fuß hat seine Statik, um den gesamten Menschen der darauf steht, am Laufen zu halten und ihn abzufedern. Er ist optimal konstruiert, damit das wunderbar vonstatten geht. Stellen Sie sich vor, Ihre Füße hätten keinen statischen Aufbau. Jeder Schritt würde sofort eine Erschütterung bis hoch in Ihr Hirn verursachen. Ich glaube nicht, dass Sie darüber begeistert wären.

Alleine der Fuß hat vier Gewölbe
Wir sprechen vom vorderen und hinteren Quergewölbe und vom Innen- und Außenlängsgewölbe. Alle vier zusammen bilden eine wunderschöne Einheit. Die Füße sind konstruiert worden, um 90% des Gewichtes auf der Ferse und 10% im vorderen Bereich zu

tragen. Genau hier wird mit einem noch so niedrigen Absatz, das Verhältnis gestört.

Die Nagelplatte dient als Stützmauer, für den Nagelfalz
Die Nagelplatte ist enorm wichtig und dient als Schutz, um den Nagelfalz in Position zu halten. In dem Moment, wo die Nägel seitlich heruntergeschnitten werden, fehlt dieses Zurückhalten und der Nagelfalz bricht ein. Das geht schnell vonstatten. Genau dadurch entstehen die Probleme, denn auch das ist unumstößlich, dass die Nagelplatte vom Wachstum her immer die gleiche Breite beansprucht. Sie wächst und wächst, ohne darauf zu achten, ob etwas Störendes im Weg ist. Der Nagelfalz sich verengt hat, durch das seitliche „Herunterschneiden," interessiert die Nagelplatte nicht. Sie fängt an, sich durchzubohren. Das ist der Moment, in dem der Nagel, wie der Volksmund sagt, sich ins Fleisch bohrt.

Die selbst bestimmte Erfolgsformel

Man müsste halt im Leben Glück haben. Das ist die gängige Meinung von vielen Menschen. Wer Glück sein eigen nennen kann, hat auch Erfolg im Leben und kommt weiter. Alles andere hängt von den verschiedensten Dingen ab. Damit gibt man zugleich das Zepter für sein eigenes Leben aus der Hand. Ein gefährliches Unterfangen, welches alles andere als glücklich macht. Glücklich kann nur werden, wer sein Leben so lebt, dass es ihm supergut geht.

Was ist Glück und Gesundheit
Manche fangen in der Not an zu beten, in der Hoffnung, dass sich die Dinge wieder richten werden. Das entspricht der Fantasie des bequemen Menschen, dass sich Dinge von selbst regeln. Im Leben schaut das anders aus.

Glück ist das Endergebnis, der vorausgegangenen Taten
Taten sind das Thema. Die Qualität der Taten entspricht der Qualität der Ergebnisse. Da nützt das ganze Schönreden nichts. Passen Sie gut auf, was Sie gerade verursachen und ob Sie damit nicht wieder Ihren gewünschten Erfolg, oder die Gesundheit gefährden.

Ich mache die Dinge nicht konsequent
„Absolute Konsequenz mit System, führt zwangsläufig zum Erfolg!" Das werden Sie nicht verhindern können. Wenn Sie aber vom Pfad der Tugend abkommen, dürfen Sie nicht erstaunt sein, wenn es nie zu einem Ergebnis kommt. Jede Ausnahme schwächt das Ganze.

Sie tun alles gegen den eingewachsenen Zehennagel
Wunderbar, die Zehe oder Zehen fangen an sich zu beruhigen. Die Entzündung verschwindet. Sie fühlen sich insgesamt besser und leistungsfähiger, da keine Entzündung mehr Ihren Körper unnötig quält. Ein nicht zu unterschätzender Aspekt. Sie spüren eines Tages überhaupt nichts mehr und schon keimt wieder der Gedanke in Ihnen auf, dass es für alle Zeiten verschwunden ist. Die Versuchung in alte Muster zu verfallen, ist gigantisch. Sie ziehen wieder zu enge und hohe Schuhe an, in dem Glauben, nur ein einziges Mal solche Schuhe zu tragen. Der Rückfall ist bereits vorprogrammiert.

Der "Point of no Return"
Bei allem was Sie tun, denken Sie daran, Ihr Körper ist äußerst geduldig mit Ihnen. Aber irgendwann kommt der Moment des sogenannten „No Returns!" Das heißt, es wird kein Zurück mehr geben. Ihr Gewebe ist dermaßen durch die permanenten, sich wiederholenden Entzündungsprozesse geschädigt, dass der Organismus kippt. Es ist der Zeitpunkt, ab dem es nur noch auf chirurgischem Wege geht.

Jeder ist der Schmied seiner Gesundheit

Denken Sie bitte daran, Ihre Füße sind ein Teil Ihres Körpers. Was nützt die schönste Aufmachung? Top Frisur, super Kleidung, edler Schmuck und dazu verheerende Füße. Füße, die kaputt sind und man es bereits deutlich am Schuhwerk sieht. Glauben Sie, das schaut gut aus, wenn sich der Ballen weit herausdrückt und man am Schuh erkennen kann, dass sich die Zehen übereinander gelegt haben? Bestimmt nicht, aber viele Frauen scheint dies nicht zu stören.

Es geht noch eine Nummer besser
Orthopädische Schuhe sind die Spitze des Geschmackes. Wenn jemand einen Unfall hatte, ist dies kein Thema. Traumhaft, dass es solche Hilfen gibt. Wenn man aber durch menschliche Unvernunft da hingelangt, ist das sehr bedenklich und sieht natürlich auch entsprechend aus.

Der Preis, den Sie für die Schönheit bezahlen, ist hoch
Lohnt sich das wirklich? Sind Sie da sicher? Ich glaube nicht, es ist einfach traurig, wenn Sie sich das antun. Wozu denn auch? Ich weiß genau, in diesem Augenblick, dass die Frage unnötig ist. Die meisten verstehen es nicht. Es ist unterhalb ihrer Wahrnehmungsschwelle und das macht es gefährlich.

Aufwachen tut man meistens zum Schluss
Eine alte Tatsache, solange es irgendwie geht, lässt man es laufen und beruhigt sich mit den Gedanken, dass es so schlimm nicht wird. Schon gar nicht bei einem Selbst. Man denkt an die eigene Unversehrtheit und das macht es gefährlich.

Abschlusswort

Liebe Leser,

schön, dass Sie bis hierher gelesen haben. Ich weiß, in manchem haben Sie sich bestätigt gefühlt, anderes fanden Sie unmöglich, oder zu oft wiederholt. Nun haben Sie es gepackt. Danke, dass ich Sie bis hierher führen durfte. Jetzt liegt es an Ihnen, was Sie mit den gesamten Informationen anfangen.

Ich bin froh, dass das Kapitel für mich abgeschlossen ist, lebe seitdem in völligem Frieden und Harmonie mit meinen Füßen. Es geht mir gut, habe keine Fußschmerzen und das ist ein unbeschreibliches Gefühl. Es bereitet viel Freude und Spaß, ohne Schmerzen zu leben.

Auch Sie schaffen das, wenn Sie es möchten. Seien Sie konsequent, werfen Sie diese Schuhe weg, die für Ihre Füße ungesund sind. Es wird Sie vielleicht im Moment schmerzen, jedoch ein Leben ohne Schmerzen zu führen, entschädigt Sie um ein Vielfaches.

Ich werde oft gefragt, welche Schuhe ich trage. Gerne beantworte ich diese Frage. Wie bereits erwähnt, habe ich mich auf Birkenstock eingeschossen. Dies schon seit bald zwei Jahrzehnten. Natürlich gibt es auch andere Firmen, die breite Schuhe fertigen. Bei Birkenstock weiß ich aber genau, dass Sie absolut passen und die für mich wichtigen Kriterien erfüllen.

In diesem Sinne alles Liebe und Gute für Sie

Ihr Ernst Crameri

Ein kleiner Auszug aus unseren Werken

Ein Millionär als Traumpartner

Partnerschaftsratgeber gibt es in Hülle und Fülle. Trotz des prasselnden Feuerwerks an gut gemeinten Informationen und Richtlinien scheinen die Menschen ihr Verhalten nicht anzupassen und werden in Beziehungen immer unglücklicher und unglücklicher.

"Ein Millionär als Traumpartner" packt dieses Problem von einer ganz neuen Seite an. Es wird ganzheitlich vorgegangen. Anstatt den Menschen Vorschriften zu machen, wird ihnen ein Spiegel vorgehalten, der klar macht, wo die Ursachen für die Umsetzungsprobleme liegen.

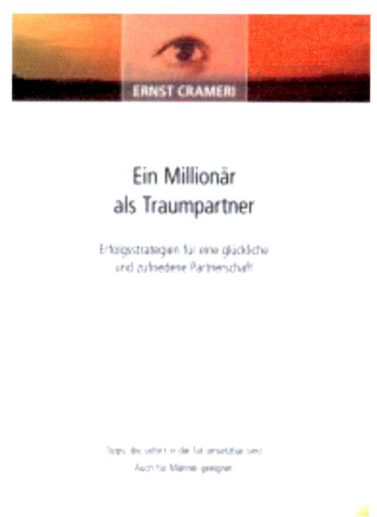

Weitere Bücher finden Sie unter www.bücherverlag.com

Fange endlich an zu leben

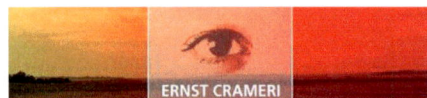

Ein Titel, welcher schon lange fällig war. Die meisten Menschen leben leider, als hätten sie ein ewiges Leben. Vieles wird immer wieder auf irgendwann verschoben. In der Hoffnung, dass es besser wird oder sich so manches von alleine erledigt.

Dem ist aber leider nicht so. „Von nichts tut sich auch nichts!" Das Buch geht ans Eingemachte. Um klare Fakten, endlich sein Leben voll und ganz in die eigenen Hände zu nehmen und für sich selbst Verantwortung zu tragen.

Weitere Bücher finden Sie unter www.bücherverlag.com

Wahrheit und Klarheit im Kosmetik- und Wellness-Institut

Hier geht es um viele Fakten in der Wellness-Branche. Was oft als Wellness verkauft wird, hat fast überhaupt nichts damit zu tun. Eine klare Abrechnung mit den schwarzen Schafen, die leider eine wunderbare Branche in hohem Maße durch Ignoranz und Inkompetenz, in Misskredit bringen.

Dies muss wahrhaftig nicht sein. Das Buch dient für Wellness-Bewusste als klare Entscheidungshilfe, was zu erwarten und auch einzufordern ist. Genauso was zu tun ist, im Falle von schlechter Leistung. Es geht um mündige Bürger, die ihre Rechte und Pflichten klar kennen. Für die Fachwelt dient das Buch als Unterstützung sich danach richten zu können, was alles wichtig ist, um zum Erfolg zu gelangen.

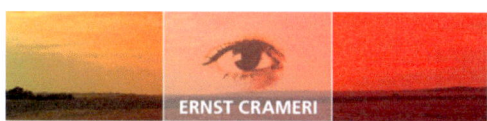

Wahrheit und Klarheit im Kosmetik- und Wellness-Institut

Damit Sie als Kunde Ihre Rechte und Pflichten kennen!!!

Damit Sie als Kosmetik- und Wellness-Spezialist Ihre Rechten und Pflichten kennen!!!

Klare, sofort umsetzbare Strategien für Behandler und Kunden
Schluss mit dem Wellness-Nepp!!!

Weitere Bücher finden Sie unter www.bücherverlag.com

Bist du ein Mörder
Ich habe mein Tier einschläfern lassen

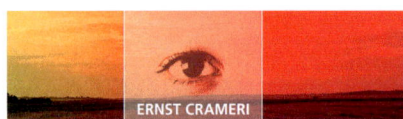

Bist du ein Mörder?

Ich habe mein Tier einschläfern lassen

Hilfe aus diesem Dilemma

Das Buch dient zur Unterstützung, für die letzten Stunden im Leben Ihres Schatzes. Irgendwann kommt das unvermeidliche Ende! Sie stehen davor, können es nicht fassen, versuchen es auszublenden. Ertragen das Leiden Ihres Freundes nicht mehr. Sie wünschen, dass Ihr Schatz sanft und friedlich einschläft und wollen nicht die letzte Entscheidung treffen.

Sie kämen sich dabei wie der Herrscher über Leben und Tod vor. Das Buch hilft Ihnen, in diesen schweren Stunden, mit vielen wertvollen und selbst erlebten Inputs. Alle Höhen und Tiefen, der unendliche Schmerz, der alles übertrumpft, was bisher jemals da war. Es hilft Ihnen, zu einer Entscheidung zu gelangen. Besser mit Ihrer unsäglichen Trauer klar zu kommen.

Weitere Bücher finden Sie unter www.bücherverlag.com

Verschieberitis
"Time to wake up"

Verschieberitis ist eine schwere Krankheit. Das ewige Verschieben ist von übel und dadurch schiebt man riesige Berge vor sich her. Das Endresultat ist verheerend, denn es tut sich gar nichts.

Raus aus der Verschieberitis, hinein in das schnelle Handeln, ist die Devise. Ergebnisse erzielen, dies innerhalb von 48 Stunden. Das schafft die gewünschten Erfolge. Beherzigen Sie diese Regel und der Erfolg sei Ihnen gewiss.

Handbremse lösen und Vollgas geben, ist das erstrebenswerte Ziel. Sofort ins Handeln kommen. Das ist die Devise wie auch Sie zum Erfolg gelangen.

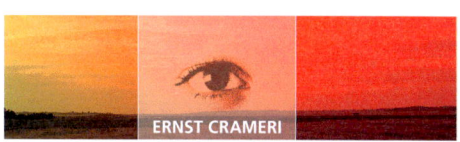

Hast du auch diese schlimme Krankheit

Verschieberitis

„Time to wake up"

Handle in Zukunft sofort

Aktive Tipps zur sofortigen Umsetzung

Weitere Bücher finden Sie unter www.bücherverlag.com

Gib niemals auf, sei kein Verlierer

Leider sind wir zu einer Nation von Aufgebern mutiert. Kaum zeichnet sich die kleinste Schwierigkeit ab, werfen wir die Flinte ins Korn. Damit muss endlich Schluss sein!

Nehmen Sie Ihr Leben in Ihre eigenen Hände und lassen Sie sich von nichts, aber gar nichts irritieren. Bleiben Sie dran und Sie gewinnen. Es ist Ihr Geburtsrecht, als Gewinner durchs Leben zu gehen.

Denken Sie immer daran „Der Erfolgreiche beginnt da, wo der Erfolglose aufhört!" Zu welcher Gruppe möchten Sie sich zählen? Sie haben die Wahl, wählen Sie bewusst und dann ziehen Sie es durch, ohne "Wenn und Aber."

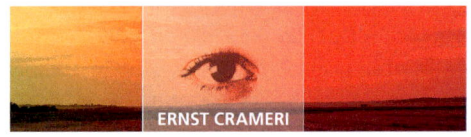

Gib niemals auf, sei kein Verlierer

Schluss mit der Miserie

Wertvolle Tipps für die Durchhaltestrategie

Weitere Bücher finden Sie unter www.bücherverlag.com